心血管病防治从指南到实践系列丛书

血脂异常防治
——从指南到实践

主　编　陆国平
副主编　陈桢玥
编　委　（按姓氏笔画排序）

苏征佳（上海交通大学医学院附属瑞金医院）
吴志俊（上海交通大学医学院附属瑞金医院）
何汝敏（上海交通大学医学院附属瑞金医院）
陈桢玥（上海交通大学医学院附属瑞金医院）
陆国平（上海交通大学医学院附属瑞金医院）
贾　方（上海交通大学医学院附属瑞金医院）
梁　伟（上海交通大学医学院附属瑞金医院）
鲍晓梅（上海交通大学医学院附属瑞金医院）

北京大学医学出版社

图书在版编目（CIP）数据

血脂异常防治——从指南到实践/陆国平主编. —北京：北京大学医学出版社，2009.10（2025.2重印）
（心血管病防治从指南到实践系列丛书/胡大一主编）
ISBN 978-7-81116-674-3

Ⅰ. 血… Ⅱ. 陆… Ⅲ. 高血脂—防治—指南 Ⅳ. R589.2-62

中国版本图书馆 CIP 数据核字（2009）第 146367 号

血脂异常防治——从指南到实践

丛书主编：胡大一
本书主编：陆国平
出版发行：北京大学医学出版社
地　　址：(100191) 北京市海淀区学院路 38 号　北京大学医学部院内
电　　话：发行部 010-82802230；图书邮购 010-82802495
网　　址：http://www.pumpress.com.cn
E - mail：booksale@bjmu.edu.cn
印　　刷：北京信彩瑞禾印刷厂
经　　销：新华书店
责任编辑：高　瑾　　**责任校对**：金彤文　　**责任印制**：罗德刚
开　　本：850 mm×1168 mm　1/32　印张：5　字数：127 千字
版　　次：2009 年 10 月第 1 版　2025 年 2 月第 10 次印刷
书　　号：ISBN 978-7-81116-674-3
定　　价：14.00 元

版权所有，违者必究
（凡属质量问题请与本社发行部联系退换）

心血管病防治从指南到实践系列丛书编委会

丛书主编　胡大一
丛书副主编　黄元铸　方　全　赵　学
编委会成员　（按姓氏笔画排序）
　　　　　　　方唯一　齐向前　吴　彦
　　　　　　　邹建刚　陆国平　荆志成
　　　　　　　祝之明

前　言

　　从步履到航海，再从航海到航天，人类前进与腾飞的历史可以简单归纳为指南针向全球定位系统的发展史。指南针是让旅行者更好地保持自己前进的方向，并不强制旅行者朝南方走去。医学指南已历经千年沧桑，犹如指南针向全球定位系统的变迁。个体医生长期的实践体会总结为临床经验，对临床试验证据进行荟萃分析整合，达成临床专家共识，进一步形成临床指南。现代临床指南源于循证医学，体现了临床权威学术机构的循证医学实践。其对临床试验获得的充分证据和现代的资料进行了科学系统的评定和总结。然而，临床指南不是法律，临床指南推出的目的是让临床医生更科学规范地从事临床诊疗实践，并不强求临床医生样样照搬指南，事事教条行医。

　　指南由于具有指导性和权威性强的特点，一直受到临床医生的关注。鉴于我国目前循证医学基础薄弱，真正以中国人为对象的大型临床试验太少，难以形成真正源于中国循证医学的临床指南。因此，借鉴国外指南，应用于国内临床实践，已成为普遍现象。照搬国外临床指南，指导中国临床实践，常常引发与中国医疗现状脱节的问题和弊端。另一方面，部分基层医生可能面对指南望而生畏，感叹指南高不可攀，于是最终落入对指南视而不见、见而不用、用而不效的尴尬境地。本系列丛书旨在将国内外最新指南与中国具体临床实践结合起来，强调指南的实用性，从指南中来，到实践中去，汲取和挖掘临床指南的先进理念，细化落实临床指南的实用内容。以丛书形式展现，既系列统一，又独立成册，内容集中，阅读方便。更值得一提的是，本丛书还将随临床指南的不断更新而更新，与时俱进地展现从指南到实践的真正风范。

尽管编者努力工作、尽力完善，但离我们预期的目标与水平仍相差甚远。本系列丛书的第 1 版仅是沿着正确方向的初步探索，衷心希望广大读者批评指正。

胡大一
2009.8

目 录

第一章 指南要略 ································· 1
第二章 指南解读 ································· 17
第三章 老年患者血脂异常的调脂实践 ············· 25
第四章 冠心病患者血脂异常的调脂实践 ··········· 35
第五章 高血压患者血脂异常的调脂实践 ··········· 56
第六章 糖尿病患者血脂异常的调脂实践 ··········· 75
第七章 脑卒中患者血脂异常的调脂实践 ··········· 92
第八章 调脂治疗的联合用药实践 ················· 107
第九章 调脂治疗的安全用药实践 ················· 122
第十章 他汀治疗与动脉粥样硬化斑块逆转实践 ····· 136

第一章 指南要略

要点：

- 《中国成人血脂异常防治指南》是我国制定的第一部血脂异常防治指南。
- 《中国成人血脂异常防治指南》参照了成熟的国际指南，融入了中国人群流行病学队列研究的资料。
- 《中国成人血脂异常防治指南》提出了我国人群血脂的适合水平以及更适用的血脂异常危险分层和治疗目标。

近10年来，欧美等国诸多大规模调脂随机临床研究结果发表以及中国冠状动脉性心脏病（冠心病）二级预防研究和日本成年人一级预防研究等相关调脂研究结果公布，结合我国大规模流行病学资料10年及20年分析的结果，为确定我国血脂异常诊断标准提供了量化依据，使据此而制定的指南更切合我国的实际。《中国成人血脂异常防治指南》包括了在一般人群中预防血脂异常的发生和对已有血脂异常者的治疗，不仅与国际各项重要指南接轨，而且独具中国特色，将指导我国血脂异常的防治工作。

一、血脂的检测及临床意义

血脂是血浆中的胆固醇、三酰甘油（甘油三酯，triglyceride，TG）和类脂如磷脂等的总称。循环中的胆固醇和TG必须与特殊的蛋白质即载脂蛋白（apolipoprotein，apo）结合形成脂蛋白，才能被运输至组织进行代谢。应用超速离心方法，可将血浆脂蛋白分为：乳糜微粒（chylomicron，CM）、极低密度脂蛋白（very low density lipoprotein，VLDL）、中间密度脂蛋白（intermediate density lipoprotein，IDL）、低密度脂蛋白（low density lipoprotein，LDL）和高密度脂蛋白（high density lipoprotein，HDL）。此外，还有一种脂蛋白称为脂蛋白（a）[lipoprotein（a），Lp（a）]。临床上血脂的基本检测项目为总胆固醇（total cholesterol，TC）、TG、HDL-C 和 LDL-C。TC 是指血液中各脂蛋白所含胆固醇之总和；LDL-C 浓度基本能反映血液 LDL 总量，是动脉粥样硬化发生、发展的主要脂质危险因素；HDL-C 是通过检测其所含胆固醇的量而间接获得的，它具有抗动脉粥样硬化的作用。

二、血脂异常的分类

血脂异常通常指血浆中胆固醇和（或）TG 升高，俗称高脂血症。实际上高脂血症也泛指包括低 HDL-C 血症在内的各种血脂异常。根据病因，高脂血症可分为继发性和原发性。继发性高脂血症是指由于全身系统性疾病所引起的血脂异常，如糖尿病（DM）、肾病综合征、甲状腺功能减退症、肾衰竭、肝病等。此外，某些药物如利尿剂、β 受体阻滞剂、糖皮质激素等也可能引起继发性血脂升高。在排除了继发性高脂血症后，即可诊断为原发性高脂血症。根据表型，世界卫生组织（World Health Organization，WHO）制定了高脂血症分型，但从实际出发，血脂异常也可进行简易的临床分型（表 1-1）。

表 1-1　血脂异常的临床分型

分型	TC	TG	HDL-C	相当于 WHO 表型
高胆固醇血症	增高			Ⅱa
高甘油三酯血症		增高		Ⅳ、Ⅰ
混合型高脂血症	增高	增高		Ⅱb、Ⅲ、Ⅳ、Ⅴ
低高密度脂蛋白血症			降低	

三、血脂异常的检出及我国人群的血脂合适水平

血脂异常及心血管病的其他危险因素的检测对象不仅包括因心血管病前来就诊的患者,还应包括来院就诊的所有血脂异常和心血管病易患人群。一般人群的常规健康体检也是血脂异常检出的重要途径。我国人群的血脂合适范围见表1-2。

表1-2 血脂水平分层标准

分层	TC (mmol/L)	LDL-C (mmol/L)	HDL-C (mmol/L)	TC (mmol/L)
合适范围	<5.18	<3.37		<1.70
边缘升高	5.18~6.19	3.37~4.14		1.7~2.25
升高	≥6.19	≥4.14	≥1.55	≥2.26
降低			<1.04	

四、心血管病综合危险的评价

危险因素的数目和严重程度共同决定了个体发生心血管病的危险程度,称为多重危险因素的综合危险。指南所述的"综合危险"包含两重含义:一是指多种心血管病危险因素所导致同一疾病的危险总和,二是指多种动脉粥样硬化性疾病[本指南仅包括冠心病(CHD)和缺血性脑卒中]的发病危险总和。全面评价心血管病的综合危险是预防和治疗血脂异常的必要前提。建议按照有无冠心病及其等危症、有无高血压、其他心血管病危险因素的多少,结合血脂水平来综合评估心血管病的发病危险。冠心病包括急性冠状动脉综合征、稳定型心绞痛、陈旧性心肌梗死、有客观证据的心肌缺血、冠状动脉介入治疗(percutaneous coronary intervention,PCI)及冠状动脉旁路移植术(coronary artery bypass graft,CABG)后患者。冠心病等危症是指:(1)有临床表现的冠状动脉以外动脉的粥样硬化;(2)糖尿病;(3)有

多种危险因素,其发生主要冠状动脉事件的危险相当于已确立的冠心病,心肌梗死或冠心病死亡的 10 年危险＞20%。其他心血管病主要危险因素包括:高血压、吸烟、低 HDL-C 血症、肥胖、早发缺血性心血管病家族史及高龄。其中,在任一 TC 水平,仅合并高血压时,缺血性心血管病发病的绝对危险相当于合并 3 项其他危险因素时的绝对危险。代谢综合征是一组代谢起源的相互关联的危险因素的集合,这些因素直接促成动脉粥样硬化性疾病,也增加发生 2 型糖尿病的危险。具备以下三项或更多即可诊断代谢综合征:(1)腹部肥胖:男性腰围＞90 cm,女性＞85 cm;(2)血 TG:≥1.7 mmol/L(150 mg/dl);(3)血 HDL-C:＜1.04 mmol/L(40 mg/dl);(4)血压:≥130/85 mmHg;(5)空腹血糖≥110 mg/dl 或糖负荷后 2 h 血糖≥140 mg/dl 或有糖尿病史。代谢综合征的主要临床结局是糖尿病和冠心病,故应属高危,必须积极治疗。可见,此种对人群进行危险性高低划分的分类也可用于指导临床开展血脂异常的干预(表 1-3)。

表 1-3 血脂异常危险分层方案

危险分层	TC 200~239 mg/dl LDL-C 130~159 mg/dl	TC≥240 mg/dl LDL-C≥160 mg/dl
无高血压且其他危险因素＜3 个	低危	低危
高血压或其他危险因素≥3 个	低危	中危
高血压且其他危险因素≥1 个	中危	高危
冠心病及其等危症	高危	高危

五、降脂治疗在冠心病防治中的循证医学证据

(一)降脂治疗在冠心病一级预防中的循证医学证据

1. 饮食治疗试验

(1)洛杉矶退伍军人研究(Los Angeles veterans study,

LAVS）结果显示调整饮食结构能降低血清胆固醇水平，并有助于预防冠心病。

（2）奥斯陆一级预防试验（Oslo primary prevention trial）证实饮食治疗能降低血浆胆固醇水平，并可明显降低心血管病的死亡率。

（3）多危险因素干预试验（multiple risk factor intervention trial，MRFIT）的结论为生活方式的改善可明显降低冠心病死亡率。

（4）WHO 欧洲协作研究（WHO European collaborative trial）的结果提示通过生活方式的改善可使非致死性心肌梗死发生率减少。

2. 药物降脂临床试验

（1）血脂研究临床中心冠心病一级预防试验（lipid research clinics coronary primary prevention trial，LRC-CPPT）确定了降低血 TC 后可使冠心病危险性相应降低的"1∶2"规律。

（2）赫尔辛基心脏研究（Helsinki heart study，HHS）发现吉非贝齐（吉非罗齐）治疗可降低总心血管事件、致死性和非致死性心肌梗死的发生率，但不影响总死亡率。

（3）西苏格兰冠心病预防研究（West of Scotland coronary prevention study，WOSCOPS）显示，在中度高胆固醇血症而无心肌梗死病史的男性中，普伐他汀治疗能显著降低心肌梗死和冠心病死亡的危险性。

（4）空军/德州冠状动脉粥样硬化预防研究（Air Force/Texas coronary atherosclerosis prevention study，AFCAPS/TexCAPS）的结论为对于血浆 LDL-C 和 TG 水平正常或轻度升高的无冠心病患者，洛伐他汀治疗 5.2 年可降低急性冠状动脉事件发生的危险性。

（5）日本成人高胆固醇处理一级预防研究（management of elevated cholesterol in the primary prevention group of adult

Japanese group，MEGA）显示轻中度血 TC 增高人群用小剂量普伐他汀能安全有效降低冠心病危险。

（二）降脂治疗在冠心病二级预防中的循证医学证据

1. 对稳定型冠心病的试验

（1）北欧辛伐他汀生存研究（Scandinavian simvastatin survival study，4S）的结果提示对冠心病患者，应用辛伐他汀治疗能有效降低 TC 和 LDL-C 水平，并显著减少冠心病的死亡率和致残率，且不增加包括癌症、自杀等非心血管疾病的危险。

（2）胆固醇和冠心病复发事件试验（cholesterol and recurrent events，CARE）显示对 TC＜6.22 mmol/L（240 mg/dl）的心肌梗死患者进行降脂治疗可显著降低冠心病事件的发生率和死亡率。

（3）普伐他汀对缺血性心脏病的长期干预（long-term intervention with pravastatin in ischemic disease，LIPID）显示在胆固醇水平有很大不同的心肌梗死或不稳定型心绞痛患者中，降胆固醇治疗可使各种冠心病的有关事件的发生率明显减少。

（4）心脏保护研究（heart protection study，HPS）的结论为对心血管高危险人群，TC＞3.5 mmol/L（135 mg/dl）者给予长期降低胆固醇治疗可获得显著临床益处。

（5）美国退伍军人管理局 HDL-C 干预试验（veterans administration HDL-cholesterol intervention trial，VA-HIT）提示吉非贝齐治疗可降低非致死性心肌梗死或冠心病死亡发生的相对危险性，卒中发生的危险性也下降。

（6）阿托伐他汀与血管重建术比较研究（atorvastatin versus revascularization treatment investigator，AVERT）的结果提示对稳定型心绞痛患者预防心脏缺血性事件发生，积极的降脂治疗至少与介入治疗同样有效。

（7）治疗达新目标试验（treat to new target，TNT）的结果显示对于稳定型心绞痛患者，将 LDL-C 降至 1.81 mmol/L（70 mg/dl）

能够进一步减低心脑血管事件发生的危险。

（8）积极降脂减少终点事件试验（the incremental decrease in endpoints through aggressive lipid lowering trial，IDEAL）提示强化降脂有益，但应注意安全性。

（9）中国冠心病二级预防研究（China coronary secondary prevention study，DDSPS）表明老年患者、合并糖尿病或高血压的患者调脂治疗后获益更显著。

2. 对急性冠状动脉综合征降脂治疗的临床证据

（1）积极降脂治疗减少心肌缺血事件研究（myocardial ischemia reduction with aggressive cholesterol lowering，MIRACL）结果提示急性冠状动脉综合征患者早期应用他汀类药物治疗可显著减少心肌缺血事件再发。

（2）普伐他汀或阿托伐他汀评估和感染-心肌梗死溶栓22（pravastatin or atorvastatin evaluation and infection-thrombolysis in myocardial infarction 22，PROVE-IT 22）提示对急性冠状动脉综合征患者，强化降脂治疗在减少重大心血管事件方面优于常规治疗。

（3）A到Z试验（A to Z study）的结果显示早期积极应用他汀类药物治疗趋向于有益，但未达到预期终点目标。大剂量辛伐他汀治疗时肌病的发生有所增多。

3. 特殊人群的降脂临床试验

（1）老年人群的降脂试验的结果提示对心血管高危的老年患者也应进行降脂治疗。

（2）PCI后的降脂治疗研究表明对于已接受PCI的患者，积极服用他汀类药物进行降脂治疗，可明显降低心血管事件发生的危险。

（3）糖尿病降脂试验表明非诺贝特对2型糖尿病患者有降脂、减轻动脉粥样硬化的作用。

（4）高血压病患者的降脂试验提示他汀类药物对高血压合

并多种危险因素的患者能有效地减少心血管事件。

六、血脂异常的治疗

（一）治疗原则

血脂异常治疗最主要目的是为了防治冠心病，所以应根据是否已有冠心病等危症以及有无冠心病危险因素，结合血脂水平进行全面评价，据此选择治疗措施及血脂的目标水平。饮食治疗和改善生活方式是血脂异常治疗的基础措施。根据血脂异常的类型及治疗需要达到的目的，选择合适的调脂药物。进行调脂治疗时，应将降低 LDL-C 作为首要目标。不同的危险人群，开始药物治疗的 LDL-C 水平以及需达到的 LDL-C 目标值有很大的不同（表1-4）。需要定期进行调脂疗效和药物不良反应的监测。

表1-4 血脂异常患者开始调脂治疗的 TC 值和 LDL-C 值及其目标值

危险等级	治疗性生活方式改变（TLC）开始	药物治疗开始	治疗目标值
低危：10年危险性＜5%	TC≥6.22 mmol/L (240 mg/dl) LDL-C≥4.14 mmol/L (160 mg/dl)	TC≥6.99 mmol/L (270 mg/dl) LDL-C≥4.92 mmol/L (190 mg/dl)	TC＜6.22 mmol/L (240 mg/dl) LDL-C＜4.14 mmol/L (160 mg/dl)
中危：10年危险性5%~10%	TC≥5.18 mmol/L (200 mg/dl) LDL-C≥3.37 mmol/L (130 mg/dl)	TC≥6.22 mmol/L (240 mg/dl) LDL-C≥4.14 mmol/L (160 mg/dl)	TC＜5.18 mmol/L (200 mg/dl) LDL-C＜3.37 mmol/L (130 mg/dl)
高危：CHD或CHD等危症，或10年危险性10%~15%	TC≥4.14 mmol/L (160 mg/dl) LDL-C≥2.59 mmol/L (100 mg/dl)	TC≥4.14 mmol/L (160 mg/dl) LDL-C≥2.59 mmol/L (100 mg/dl)	TC＜4.14 mmol/L (160 mg/dl) LDL-C＜2.59 mmol/L (100 mg/dl)
极高危：急性冠状动脉综合征或缺血性心血管病合并DM	TC≥3.11 mmol/L (120 mg/dl) LDL-C≥2.07 mmol/L (80 mg/dl)	TC≥4.14 mmol/L (160 mg/dl) LDL-C≥2.07 mmol/L (80 mg/dl)	TC＜3.11 mmol/L (120 mg/dl) LDL-C＜2.07 mmol/L (80 mg/dl)

(二) 治疗性生活方式改变 (TLC)

缺乏体力活动和致动脉粥样硬化性饮食是缺血性心血管病发病过程中更重要的 2 项主要危险因素。无论对于缺血性心血管病的一级预防还是二级预防,治疗性生化方式改变均应作为所有血脂异常患者的首选治疗措施。主要措施包括减少饱和脂肪酸和胆固醇的摄入,选择能够促进 LDL-C 减少的食物(如植物甾醇、可溶性纤维),减轻体重,增加有规律的体力活动,采取针对其他心血管病危险因素的措施如戒烟、限盐等。

(三) 血脂异常的药物治疗

临床上可选用的调脂药物有他汀类、贝特类、烟酸类、胆酸螯合剂、胆固醇吸收抑制剂及其他药物如普罗布考、ω-3 脂肪酸。

1. 他汀类

(1) 临床应用

他汀类 (statin) 也称 3-羟基 3-甲基戊二酰辅酶 A (3-hydroxy-3-methylglutaryl-coenzyme A, HMG-CoA) 还原酶抑制剂,能显著降低 TC、LDL-C 和 apoB,也降低 TG 水平和轻度升高 HDL-C,还具有抗炎、保护血管内皮功能等作用,与冠心病事件的减少可能有关,是当前防治高胆固醇血症和动脉粥样硬化性疾病非常重要的药物。他汀类药物降低 TC 和 LDL-C 的作用虽与药物剂量呈相关性,但不呈直线相关关系。当他汀类药物的剂量增加 1 倍时,其降低 TC 的幅度仅增加 5%~7% (表 1-5)。使用他汀类药物应使 LDL-C 至少降低 30%~40%,要达到这种降低幅度所需各他汀类药物剂量见表 1-6。

表 1-5 他汀类药物对高胆醇血症患者脂质和脂蛋白影响的比较

他汀类药物 (mg)					脂质和脂蛋白的改变水平			
阿托伐他汀	辛伐他汀	洛伐他汀	普伐他汀	氟伐他汀	TC	LDL-C	HDL-C	TG
	10	20	20	40	-22%	-27%	4%~8%	-(10%~15%)
10	20	40	40	80	-27%	-34%	4%~8%	-(10%~20%)
20	40	80			-32%	-41%	4%~8%	-(15%~25%)
40	80				-37%	-48%	4%~8%	-(20%~30%)
80					-42%	-55%	4%~8%	-(25%~35%)

表 1-6 现有他汀类药物降低 LDL-C 水平 30%~40%所需剂量（标准剂量）[a]

药物	剂量 (mg/d)	LDL-C 降低 (%)
阿托伐他汀	10[b]	39
洛伐他汀	40	31
普伐他汀	40	34
辛伐他汀	20~40	35~41
氟伐他汀	40~80	25~35
瑞舒伐他汀	5~10	39~45

注：[a]估计 LDL-C 降低数据来自各药说明书；[b]从标准剂量起剂量每增加 1 倍，LDL-C 水平约降低 6%。

（2）具体建议

① 根据患者的心血管疾病和等危症、心血管病危险因素、血脂水平决定是否需要用降脂治疗，如需用药，先判定治疗的目标值。

② 根据患者血中 LDL-C 或 TC 的水平与目标值间的差距，考虑是否单用他汀类药物的标注剂量即可达到治疗要求，如不足以达到，可选择与其他降脂药合并应用。

③ 如应用他汀类药物后发生明显不良反应，则停用他汀类药物，改用其他降脂药。

(3) 注意事项及安全性评价

1) 安全性评价

① 对肝功能的影响

大多数人对他汀类的耐受性良好，有 0.5%～2% 的病例发生肝转氨酶如谷丙转氨酶（丙氨酸氨基转移酶，GPT，ALT）和谷草转氨酶（天冬氨酸转氨酶，GOT，AST）升高，呈剂量依赖性，减少他汀类药物剂量常可使升高的转氨酶回落。迄今为止，由他汀类药物引起并进展成肝功能衰竭的情况罕见。

② 他汀类药物相关肌病

主要包括肌痛、肌炎和横纹肌溶解。在安慰剂对照试验中，不同他汀类药物肌肉不适的发生率不同，一般在 5% 左右。联合使用他汀类和贝特类有可能会增加肌病的危险，与非诺贝特联用发生相互作用的危险较其与吉非贝齐联用时要小。

A. 肌痛：肌肉疼痛或无力，不伴肌酸激酶（creatine kinase，CK）升高。

B. 肌炎：肌炎有肌肉疼痛或无力症状，并伴 CK 轻中度升高。大剂量使用他汀类药物或与其他药物合用时，肌炎的发生率增加。

C. 横纹肌溶解：有肌肉疼痛或无力症状，伴 CK 显著升高超过正常上限的 10 倍和肌酐升高，常有褐色尿和肌红蛋白尿，严重者可以引起死亡。

2) 注意事项

① 为预防他汀类药物相关性疾病的发生，应注意可增加其发生危险的情况，如高龄、体弱、多系统疾病、合用多种药物、围术期、合用特殊药物或饮食和用药剂量过大。

② 在应用他汀类药物时，要检测 ALT、AST 和 CK，治疗期间定期复查。

③ 建议患者在服用他汀类药物期间出现肌肉不适或无力症状以及排褐色尿时应及时报告，并进一步检测 CK。如果发生或高度怀疑肌炎，应立即停用他汀类药物治疗。

2. 他汀以外的调脂药物

(1) 贝特类：可能延缓冠状动脉粥样硬化的进展，减少主要冠状动脉事件。临床上可供选用的有非诺贝特、苯扎贝特和吉非贝齐，单用或与他汀类合用时可发生肌病，故需检测CK。适用于高甘油三酯血症或以TG升高为主的混合型高脂血症和低高密度脂蛋白血症。

(2) 烟酸：能降低主要冠状动脉事件，并可能减少总死亡率。速释型不良反应明显，现多已不用，缓释型可耐受。适用于高甘油三酯血症、低高密度脂蛋白血症或以TG升高为主的混合型高脂血症。

(3) 胆酸螯合剂：主要为碱性阴离子树脂，临床上常用的有考来烯胺、考来替泊，能降低TC、LDL-C水平，升高HDL-C水平，可降低主要冠状动脉事件和冠心病死亡。

(4) 胆固醇吸收抑制剂：依折麦布，与他汀类合用对LDL-C、HDL-C和TG的作用进一步增强，未见有临床意义的药物间药代动力学的相互作用，安全性和耐受性良好。

(5) 其他调脂药

① 普罗布考：可降低血浆TC、LDL-C，升高HDL-C，具有抗氧化作用，主要适用于高胆固醇血症尤其是纯合子型家族性高胆固醇血症。

② ω-3脂肪酸：可降低TG和轻度升高HDL-C，对TC和LDL-C无影响，能降低心肌梗死后患者的全因死亡率、冠心病死亡危险及猝死危险。主要适用于高甘油三酯血症，可以与贝特类合用治疗严重高甘油三酯血症，也可与他汀类药物合用治疗混合型高脂血症。

(四) 调脂药物的联合应用

1. 目的　提高达标率，全面调脂，减少不良反应。

2. 原则　以他汀类药物为基础。

(1) 与依折麦布联用：提高LDL-C达标率，不增加不良反应。

(2) 与贝特类联用：适用于治疗有致动脉粥样硬化作用的血脂异常，尤其是糖尿病和代谢综合征时伴有的血脂异常。但不良反应增多，需小剂量联用，分次顿服，密切监测。

(3) 与烟酸类联用：加小剂量烟酸可显著升高 HDL-C，而不发生严重的不良事件，并可进一步降低心血管死亡、非致死性心肌梗死和血管重建术的发生率。因烟酸可增加他汀类药物的生物利用度，增加疾病的危险，需要检测 ALT、AST 和 CK，指导患者注意疾病症状。

(4) 与胆酸螯合剂联用：可协同降低血清 LDL-C 水平，延缓动脉粥样硬化的发生和发展进程，减少冠心病事件的发生，且不增加不良反应。但服用不便，仅用于其他治疗无效或不能耐受者。

(5) 与 ω-3 脂肪酸联用：可安全有效地治疗混合性血脂紊乱。

(五) 其他措施

1. 外科手术　现已基本不用。
2. 基因治疗　技术尚不成熟。
3. 透析疗法　仅用于极个别的对他汀类药物过敏或不能耐受者或罕见的纯合子家族性高胆固醇血症患者。

(六) 治疗过程的监测

1. 饮食与非调脂药物治疗 3~6 个月后，应复查血脂水平，如能达到要求即继续治疗，但仍需每 6 个月至 1 年复查 1 次，如持续达到要求，每年复查 1 次。

2. 药物治疗开始后 4~8 周复查血脂及 AST、ALT 和 CK。如达标，逐步改为每 6~12 个月复查 1 次；如开始治疗 3~6 个月仍未达标，则调整用药，4~8 周后复查，达标后延长为每 6~12 个月复查 1 次。

(七) 特殊人群的血脂异常治疗

1. 糖尿病合并血脂异常的治疗

(1) 非药物治疗

① 饮食调节。

② 其他：运动锻炼和戒烟。
(2) 药物治疗措施
① 高低密度脂蛋白血症作为首要治疗目标：
A. 治疗目标为 LDL-C＜100 mg/dl。治疗首选他汀类药物。
B. 治疗强度应达到使 LDL-C 水平降低 30%～40%。
② 高甘油三酯血症作为治疗目标：
A. TG 150～199 mg/dl 时，治疗措施是：非药物治疗，包括治疗性饮食，减轻体重，减少饮酒，戒烈性酒。
B. TG 水平在 200～499 mg/dl 时，可应用贝特类药物。
③ 低高密度脂蛋白血症作为治疗目标：
A. HDL-C＜40 mg/dl 是冠心病的独立预测因素。
B. HDL-C 低的患者如果 LDL-C 水平较高，治疗的首要目标是纠正高 LDL-C。
C. LDL-C 达标后，当有高甘油三酯血症时，下一个目标是纠正低 HDL-C。可进行治疗性的生活方式改变，如未能达标，可加用贝特类或烟酸缓释制剂。

2. 代谢综合征的血脂异常治疗
按危险程度和血脂异常的类型决定治疗目标和措施：
(1) 低危：治疗目标为 LDL-C＜160 mg/dl，坚持治疗性生活方式改变，如未达标，根据情况考虑加用药物治疗。
(2) 中危：治疗目标为 LDL-C＜130 mg/dl，坚持治疗性生活方式改变，同时加用药物治疗；若基线 LDL-C 为 100～129 mg/dl，且主要危险因素控制不好者，可考虑降脂治疗。
(3) 高危：治疗目标为 LDL-C＜100 mg/dl，坚持治疗性生活方式改变加降脂药物治疗；极高危者，治疗目标为 LDL-C＜80 mg/dl。
(4) 非 HDL-C 升高者：对高危患者，积极降脂并使 LDL-C 达标，若非 HDL-C 仍高，加用贝特类或烟酸。若 TG≥500 mg/dl，应及早使用贝特类或烟酸治疗。
(5) HDL-C 低者：强化治疗性生活方式改变，减轻体重，增加体力活动。

3. 急性冠状动脉综合征时的降脂治疗

（1）住院后立即或 24 h 内进行血脂测定，并以此作为治疗的参考值。

（2）无论患者的基线 TC 和 LDL-C 值是多少，都应尽早给予他汀类治疗，除非出现禁忌证。

（3）使 LDL-C 降至＜2.01 mmol/L（80 mg/dl），或较原有基线水平降低 40%。

4. 重度高胆固醇血症

（1）空腹血清 TC≥300 mg/dl 或 LDL-C≥200 mg/dl，无论患者是否有冠心病或危险因素，都应积极治疗，也可考虑联合用药以达标。

（2）对家族性高胆固醇血症，普罗布考能有效降低胆固醇水平。

5. 中度以上的高甘油三酯血症

（1）临界或轻中度高甘油三酯血症：首要目标是使 LDL-C 达标。TG 150～199 mg/dl 者，主要采取非药物治疗措施，如减轻体重、适量运动、戒烟及适量饮酒等。

（2）TG 200～499 mg/dl，非 HDL-C 成为治疗的次级目标，为达到非 HDL-C 目标值（LDL-C 的目标值＋30 mg/dl），加用烟酸类或贝特类药物治疗。

（3）TG≥500 mg/dl 时，首要目的是降低 TG 以预防急性胰腺炎的发生，选用贝特类或烟酸类药物治疗。

6. 低高密度脂蛋白血症

提高 HDL-C 水平是继 LDL-C 后未来治疗的另一个方向。推荐 HDL-C＜40 mg/dl 作为已有心血管疾病的患者以及虽无心血管病临床表现而有多重危险因素聚集的高危患者的治疗起始值。

（1）单纯的低 HDL-C：改善生活方式。

（2）低 HDL-C 且属低危者，或用他汀类药物后 HDL-C 仍低者：烟酸类或贝特类治疗。

（3）低 HDL-C 且属高危者：他汀类合用烟酸类或贝特类药物治疗。

7. 混合型血脂异常的治疗

（1）高 LDL-C 伴高甘油三酯血症患者，LDL-C 水平达标是首要的治疗目标，然后根据 TG 水平来选择治疗措施。

① 逐渐增加他汀类剂量以进一步降低 LDL-C 和使非 HDL-C 达标，然后加用另一种降脂药以降低 TG。

② LDL-C 已降至其目标水平，但 TG 水平 >5.65 mmol/L (500 mg/dl)，可小心加用另一种烟酸或贝特类药物以尽快降低 TG。

③ 有动脉粥样硬化性心血管疾病伴严重高甘油三酯血症患者，通常需要联合应用他汀类与贝特类，或他汀类与烟酸类药物。

（2）高 LDL-C 伴显著低 HDL-C：LDL-C 仍为达标的首要目标，同时改善生活方式，必要时合用可升高 HDL-C 的贝特类或烟酸类药物。

8. 老年人血脂异常的治疗

（1）老年人降脂治疗同样获益。

（2）老年人常患有多种慢性疾病需服用多种药物治疗，加之老年人有不同程度的肝、肾功能减退，药物的代谢动力学改变，易于发生药物间相互作用和不良反应。

（3）降脂药物剂量的选择需要个体化，起始剂量不宜太大，在监测肝、肾功能和肌酶的条件下合理调整药物用量。

（陈桢玥　陆国平）

参考文献

中国成人血脂异常防治指南制定联合委员会. 中国成人血脂异常治疗指南. 中华心血管病杂志, 2007, 35: 390-419.

第二章 指南解读

要点：

- 《中国成人血脂异常防治指南》既具有中国特点，又与国际指南良好接轨。
- 《中国成人血脂异常防治指南》重新调整了血脂分层切点和心血管危险的终点，使其更适合中国人群。
- 《中国成人血脂异常防治指南》对心血管病综合危险的评估、强调高血压的重要性和极高危人群的重新定义更切合临床实际。
- 《中国成人血脂异常防治指南》在提倡早期、广泛地进行调脂干预和个体化分层达标治疗的同时，重申了他汀类药物治疗的安全性，规范了血脂异常的诊断、治疗和预防。

心血管疾病已成为我国城乡居民的第一位死亡原因，其中冠心病和缺血性脑卒中的发病率呈逐年上升和年轻化趋势。大量研究表明，血脂异常是心血管疾病的独立危险因素之一，胆固醇的升高与冠心病病死率的增加密切相关。《中国成人血脂异常防治指南》（以下简称《指南》）于 2007 年 5 月由卫生部心血管病防治中心正式公布。《指南》与 1979 年《血脂异常防治建议》（简称《建议》）相比，不仅已正式定名，而且有较大更新。这是由于近 10 年来血脂领域出现了欧美诸多大规模随机临床研究的发表，以及中国冠心病二级预防研究（China coronary heart disease secondary protection study, CCSPS）和日本高胆固醇血症成年人一级预防研究（management of elevated cholesterol in the primary prevention group of adult Japanese group, MEGA）等在内的亚洲血脂相关研究结果的公布。更重要的是《指南》包括了我国近年来发表的大规模10年及20年流行病学资料的结果，同时还汲取了美国国家胆固醇教育计划（national cholesterol education program，NCEP）、成人治疗组第三次指南（adult treatment panel Ⅲ，ATPⅢ）2001年及2004的新内容。因此，该《指南》既具有中国特点，又与国际接轨。《指南》的出台也对规范血脂异常的诊断、治疗和预防，指导我国心脑血管疾病防治工作具有重要意义。为了更好地理解《指南》，掌握和贯彻《指南》，有必要对《指南》的特点与重点加以解读。

一、强调更早期、更广泛的调脂干预

流行病学资料表明，相对于欧美国家，中国冠心病发病及死亡率还处于较低的水平。这与中国血脂异常多以轻、中度为主，同时血脂异常出现的时间还较短有关。危险因素的数目和严重程度，共同决定了个体发生心血管病的危险程度，《指南》称之为多重危险因素的综合危险。全面评价心血管病的综合危险是预防和治疗血脂异常的必要前提。我国血脂异常患者大多数为血脂轻、中度异常的中、低危人群。如果忽视对中、低危人群的干预，那么其中相当一部分人群也会随着病情发展转化为高危人群。所以，《指南》中所提出的积极调脂，不仅仅是对高危及极高危患者的重视，也包含着对中、低危人群及早和广泛的干预，这样才能真正延缓动脉粥样硬化的发展，减少心脑血管疾病的发生。

二、血脂分层切点更适合中国人群

我国心血管疾病防治的众多指南中，大多是对国外的相关指南作简单编译和修改，而该《指南》则充分依据了我国流行病学数据。一系列流行病学调查显示，我国人群的血脂水平与西方发达国家有较明显的差异。不同于 10 年前《建议》中以估计来划出血脂分层水平，《指南》第一次根据我国自己的流行病学数据而提出分层建议。《指南》中的血脂分层切点与《建议》比较有所不同。我国队列研究分析结果显示，总胆固醇（total cholesterol，TC）从＜3.63 mmol/L 开始，随 TC 升高，缺血性心血管病发病危险升高，其关系为连续性并无明显拐点，诊断为高胆固醇血症的切点只能人为确定，当 TC 增至 5.18～6.19 mmol/L 时，其缺血性心血管病发病危险较 TC＜3.63 mmol/L 者增高 50% 左右，而当 TC 增至≥6.22 mmol/L 以上时，其缺血性心血管病危险较 TC＜3.63 mmol/L 者增高 2 倍以上，差异有统计学意义。由此确定，TC 的合适范围为＜5.18 mmol/L，边缘升高更改为 5.18～6.19 mmol/L，升高切点上移为 6.22 mmol/L。由于随着低密度脂蛋白胆固醇（low density lipoprotein cholesterol，LDL-C）水平的增加，缺血性心血管病发病的相对危险及绝对危险上升的趋势及程度与 TC 相似，因而 LDL-C 的分层切点均上移，合适范围为＜3.37 mmol/L，边缘升高 3.37～4.12 mmol/L，升高切点为≥4.14 mmol/L。高密度脂蛋白胆固醇（high density lipoprotein cholesterol，HDL-C）的升高及降低切点均作了修订，HDL-C≥1.55 mmol/L 为升高，HDL-C＜1.04 mmol/L 为降低。这是因为我国队列研究发现 HDL-C＜1.04 mmol/L 与≥1.55 mmol/L 相比，缺血性心血管病危险增加 50%。指南中甘油三酯（triglycerides，TG）的切点水平仍沿用《建议》的标准。

三、危险因素中更强调高血压的重要性

欧美国家的指南中对心血管多重危险因素均同等对待，未明确权重。而我国的流行病学研究发现，在任一 TC 水平，仅合并高血压时缺血性心血管病发病的绝对危险已相当于合并 3 项其他危险因素时的绝对危险。可见，高血压对我国人群心血管病的影响远大于其他危险因素，是我国人群发生心血管病事件

的首要危险因素。为了提高对我国人群心血管病综合危险估计的准确性,《指南》将高血压单独列出,等同于任何其他3项危险因素的集合。

四、心血管危险的终点设定更具中国特色

我国流行病学研究资料表明:血脂异常是冠心病发病的危险因素,而胆固醇水平的升高也增加缺血性脑卒中的发病危险。另有资料显示,我国缺血性脑卒中事件发病率约为冠心病事件的2倍以上。因此,将血脂异常防治着眼于冠心病的同时也着眼于脑卒中有重要的公共卫生意义。与欧美国家以心肌梗死和(或)冠心病死亡、冠状动脉手术等冠状动脉事件为终点显著不同,危险因素引起动脉粥样硬化病变不局限于冠状动脉,而是扩展到了脑动脉。用"缺血性心血管病"(冠心病和缺血性脑卒中)代替冠心病发病危险来反映血脂异常及其他心血管病主要危险因素的综合致病危险,更恰当地显示了血清胆固醇升高对我国人群的潜在危险。

五、心血管综合危险评估更具指导性

《指南》建议按照有无冠心病及其等危症、有无高血压、其他心血管病危险因素的多少,结合血脂水平来综合评估心血管病的发病危险,对人群进行危险分层,这是《建议》中所没有的。冠心病的等危症包括了有临床表现的冠状动脉以外动脉的动脉粥样硬化、糖尿病以及有多种危险因素其发生主要冠状动脉事件的危险相当于已确立的冠心病(心肌梗死或冠心病死亡的10年危险>20%)。危险评估包括的其他心血管病主要危险因素中,将高血压列为主要危险因素的首位,将肥胖从其他相关危险因素提升为主要危险因素,冠心病家族史改为早发缺血性心血管病家族史,男女年龄有了切点(即男性>45岁,女性>55岁),明确将高HDL-C列为保护因素。同时,强调了代谢综合征的危

险性，建议积极治疗。

六、流行病学资料更趋"本土化"

2004年卫生部公布了2002年我国城乡居民营养、膳食、健康情况调查，北京阜外心血管病医院报告了亚太地区人群血脂情况调查。我国人群TC水平较欧美低，而HDL-C较高，很可能是其冠心病死亡较西方国家低的重要原因。近年来，我国人群中TC水平急剧上升，但受到高胆固醇血症冲击的严重程度及时间尚低于欧美发达国家。从这个特点出发，暂且不考虑我国人群与白种人遗传基因的差别，《指南》在LDL-C正常与异常切点、高危人群LDL-C靶目标值、采取他汀类药物剂量及血管事件的终点等诸方面都体现了中国人群的特点。中国冠心病二级预防研究（CCSPS）是唯一在东方人群中进行的随机、双盲、安慰剂对照的冠心病二级预防临床试验，取得了很好效果，不亚于西方人群的胆固醇和复发事件（cholesterol and recurrent events，CARE）研究。该研究结果表明，血脂康组与安慰剂组比较，冠心病死亡与非致死性心肌梗死的发生危险降低45%，总死亡率降低33%，肿瘤死亡率降低55%，经皮冠状动脉介入治疗或冠状动脉旁路移植术需求减少33%，不良事件未见增多，其中老年患者、并存糖尿病或高血压的患者治疗后获益更显著。CCSPS不仅填补了东方人群冠心病二级预防的降脂治疗循证医学方面的空白，同时也看到了我国医学界正为逐步缩小与国际间的差距所作出的努力。

七、个体化分层达标治疗更显临床效益

中国人血脂异常多为轻、中度，常规剂量调脂即可使大部分患者达到现行的血脂目标水平，仅少数极高危患者需增加剂量或使用强效他汀类药物。《指南》强调了治疗性生活方式改变（treatment lifestyle change，TLC）是个体策略的一部分，也是

控制血脂异常的基本和首要措施。TLC 具有明显的降脂效果，无论对于缺血性心血管病的一级预防还是二级预防，均是首选治疗措施。在进行药物调脂治疗前，需要全面了解患者患冠心病及伴随的危险因素。《指南》中的低危、中危、高危及极高危的分层和含义与《建议》已完全不同。不同的危险人群，开始药物治疗的 LDL-C 水平以及需达到的 LDL-C 目标值有很大的不同。由于 TC 及 LDL-C 的分层切点上调，TLC 及药物治疗开始的 TC 与 LDL-C 值亦明显上调。在进行调脂治疗时，应将 LDL-C 达标作为首要目标，非 HDL-C 达标为次要目标，后者为 LDL-C 目标值+30 mg/dl。重度高甘油三酯血症（TG≥5.65 mmol/L）时，为防止急性胰腺炎的发生，首先应积极降低 TG。个体化分层达标治疗能使患者获得最大的临床益处，同时减少不必要的药物不良反应。

八、极高危人群的定义和 LDL-C 目标值的重新设定更切合临床实际

ATPⅢ 2004 年关于近期临床试验含义的报告从高危人群中分出极高危人群，即指存在确定的心血管病并有四种情况之一：（1）多种重要危险因素，尤其是糖尿病；（2）严重和控制不良的危险因素，尤其是继续吸烟；（3）代谢综合征的多种危险因素；（4）急性冠状动脉综合征。并指出极高危人群的 LDL-C 可降至＜1.82 mmol/L，而高危人群为 LDL-C＜2.59 mmol/L。《指南》所指的极高危只限于两种情况，即急性冠状动脉综合征和冠心病合并糖尿病。极高危患者的界定及 LDL-C 治疗目标值的重新设定是以循证医学的系列证据为依据的。LDL-C 是调脂治疗的首要目标，随着 LDL-C 水平的降低，心血管事件发生率下降，且呈线性相关。ATPⅢ对极高危人群的 LDL-C 靶目标值的设定虽然合理，但从多项用单药最大剂量他汀类（如阿托伐他汀 80 mg/d）治疗的结果看，多数未达到此目标值。因此，

我国《指南》明确建议将极高危患者的 LDL-C 目标值设定在 2.07 mmol/L 以下，这可能更切合临床实际。近年众多的临床研究发现，为了更大程度降低心血管事件发生及阻断和（或）逆转斑块，LDL-C 的降低幅度应＞40%，LDL-C 下降最多可达 53%，LDL-C 值最低可达到 1.59 mmol/L，提出了强化降脂的一部分概念。由于这些极高危人群降脂幅度和靶目标值的结果都来自欧美人群，《指南》采取了谨慎参考的态度，未引入强化降脂及降低 LDL-C 幅度的概念。

九、推广他汀类药物治疗的同时更需关注安全性

多年来几十项临床试验结果已充分证明，他汀类药物是降低心血管病发病率和死亡率的最有效调脂药物，是心血管病患者药物治疗的基石。虽然大量的临床试验证明他汀类药物治疗是安全的，但并非全无毒副作用，尽管其发生率极低。主要毒副作用为肝酶异常及肌病，严重者可致横纹肌溶解和急性肾衰竭，甚至导致死亡。《指南》强调了既要积极推广应用他汀类药物，也要注意其安全性问题，谨慎使用，密切监测。《指南》还特别提出了七种可能增加他汀类药物相关性肌病的危险情况，如高龄、身体瘦弱、多系统疾病、合用多种药物、围术期、合用特殊的药物或饮食以及摄入量过大。在使用他汀类药物治疗时，尤其对高危、极高危患者的早期、长期和强化应用，应权衡效益与风险，在药物选择、剂量控制、调脂药物的联合应用方面，需仔细斟酌，密切监测药物毒副作用。在确保药物使用安全的前提下，提高血脂达标率。

《指南》是在《建议》的基础上丰富发展而来的，反映了 10 年来血脂领域国内与国际的进展，是参考国际指南的经验，根据我国自己的流行病学资料制定的，也是第一个具有"中国特色"的疾病防治指南。调脂治疗是综合防治心脑血管疾病最重要的措施之一。《指南》按照积极谨慎的原则，注重东方人群循

证医学证据，对中、低危患者及多数血脂基线不高的高危患者强调更应兼顾效益与风险，分层达标，做到合理安全、个体化用药，综合调控心血管病风险，减少相关事件的发生，对临床工作具有重大的指导意义。

（陈桢玥　陆国平）

参考文献

1. 中国成人血脂异常防治指南制定联合委员会．中国成人血脂异常治疗指南．中华心血管病杂志，2007，35：390-419.
2. National Cholesterol Education Program (NCEP) Expert Panel on Detection, Evaluation and Treatment of High Blood Cholesterol in Adults (Adult Treatment Panel Ⅲ). Third Report of the National Cholesterol Education Program (NCEP) Expert Panel on Detection, Evaluation and Treatment of High Blood Cholesterol in Adults (Adult Treatment Panel Ⅲ) final report. Circulation, 2002, 106: 3143-3421.
3. 血脂康调整血脂对冠心病二级预防研究协作组．中国冠心病二级预防研究．中华心血管病杂志，2005，33：109-115.

第三章 老年患者血脂异常的调脂实践

要点：

- 老年人血脂异常可引起严重的心血管危害。
- 老年患者可从调脂治疗中获益。
- 目前老年患者调脂治疗仍不足，应用时起始剂量不宜太大。
- 老年患者应根据个体情况合理调整药物剂量。

北欧辛伐他汀生存研究（Scandinavian simvastatin survival study，4S）显示，他汀类药物可使冠心病患者总死亡率和冠心病死亡相对危险性显著下降，推动了"他汀时代"的到来。之后的一系列研究有力论证了他汀降低胆固醇在冠心病一、二级预防中的重要意义。然而，在临床实践中他汀的应用存在明显不足。许多具有高危因素或者已患冠心病及其等危症的患者并未得到有效的调脂治疗，这一现象在老年人群中特别突出。因此，重视并干预老年血脂异常也具有重要意义。如何在老年人群中合理、安全地应用他汀类药物是临床医生应重视的问题。

一、老年人血脂异常的特点

随着年龄增长，肝细胞表面低密度脂蛋白（low density lipoprotein，LDL）受体数量逐渐减少，低密度脂蛋白胆固醇（low density lipoprotein-cholesterol，LDL-C）分解代谢率降低，血循环中LDL-C升高；同时肠道吸收胆固醇增加，胆汁中排泄胆固醇减少，这样肝的胆固醇储量增加，可以通过反馈机制抑制

LDL受体的表达。另外老年期脂肪组织增加、胰岛素抵抗等因素加速体内脂解作用，为肝合成极低密度脂蛋白（very low density lipoprotein，VLDL）提供较多的游离脂肪酸。因此老年人常表现为高胰岛素血症，糖耐量降低，高甘油三酯血症，高密度脂蛋白胆固醇（high density lipoprotein-cholesterol，HDL-C）降低，小而密的LDL-C增多。小而密的LDL-C易于氧化，并且具有较强的致动脉粥样硬化作用。

一般而言，女性总胆固醇（total cholesterol，TC）和LDL-C水平60岁达高峰，而男性于50岁左右即达高峰，70岁后开始下降；我国人群达峰年龄较欧美国家推迟10年左右。虽然随着年龄增长，老年人群中TC水平呈逐渐下降趋势，但是表现为低HDL-C和小而密的LDL-C增多。低HDL-C与小而密的LDL-C血症对心血管预后的影响更为显著，具有极高的致病性。所以，老年人群的血脂异常可能会造成更大的心血管系统危害，应予以积极有效的干预。

二、老年人血脂异常的流行病学背景

进入老年期后，老年人饮食摄入量减少以及肝合成胆固醇能力下降，血浆胆固醇水平随着年龄增长呈逐渐下降趋势。但是血脂异常对老年人心血管系统的危害并未减小。

近年来的研究显示，血脂异常是老年人冠心病进展和再发冠状动脉事件的独立预测因子，在老年人中的绝对危险度高于一般成年人。根据Framingham研究资料，胆固醇水平与65岁以上老年人的心血管病死亡率以及全因死亡率密切相关，在女性直至90岁，TC水平仍可预测冠心病的危险。Kaiser对老年冠心病进行研究发现：高胆固醇血症是老年男性发生冠心病的重要危险因素，并且65岁以上老年人存在血脂异常时发生冠心病的绝对危险性明显高于年轻人。

我国大约有1.6亿人存在不同程度的血脂异常，其中70%

左右为60岁以上的老年人。来自美国和英国的研究显示,高危患者,即有冠心病史、脑卒中或短暂脑缺血发作史、周围血管病、糖尿病、高血压的患者,在65岁以上的老年人群中显著增多。美国高危患者中超过70岁的老年人可以占70%以上。尽管随着年龄增加,冠心病风险逐渐增加,但抗动脉粥样硬化药物——他汀类药物的使用却没有相应增加,相反,随着年龄增加,他汀类药物的使用逐渐减少。所以更应该注重对老年患者血脂异常进行积极治疗。

三、老年患者从调脂治疗中获益的循证依据

4S研究中有1021例65~70岁的伴有高胆固醇血症的老年冠心病患者,随访5.4年后老年亚组分析显示,与安慰剂相比,辛伐他汀治疗可使全因死亡率降低34%,冠心病死亡率降低43%。其获益程度与60岁以下患者相似。CARE研究入选患者中,共有1283例年龄在65~74岁的伴有高脂血症的老年心肌梗死后患者,平均随访5年。结果表明,与安慰剂相比,普伐他汀(40mg/d)治疗可使主要不良冠心病事件减少32%,冠心病死亡减少45%,其获益显著大于65岁以下组。普伐他汀对缺血性心脏病的长期干预(long term intervention with pravastatin in ischemia disease, LIPID)研究中老年亚组分析显示,普伐他汀治疗使老年人全因死亡率降低21%,冠心病死亡率降低24%,并且冠心病危险因素越多,患者获益程度越大。LIPID研究老年亚组分析显示,肌肉症状的发生率在普伐他汀组为13.3%,安慰剂组为13.9%。

老年普伐他汀前瞻研究(prospective study of pravastatin in the elderly at risk, PROSPER)是一项专门针对老年人的大型临床试验,共入选5804例(男性2804例,女性3000例)年龄在70~82岁有心血管病史或者心血管病危险因素的老年患者,随机给予普伐他汀40mg/d或者安慰剂,平均随访3.2年。结果

显示，普伐他汀组较安慰剂组 LDL-C 降低 34%，复合临床终点事件的发生率降低 15%，非致死性心肌梗死和冠心病死亡率降低 19%。在 PROSPER 研究中，5804 例老年人在经过平均 3.2 年普伐他汀 40 mg/d 的治疗后，报告的肌痛或肌炎的发生率是 1.2%，与安慰剂组（1.1%）相似。

积极降低胆固醇治疗减少心肌缺血（myocardial ischaemia reduction with aggressive cholesterol lowering，MIRACL）研究对急性冠状动脉综合征老年患者在早期给予强化降脂治疗，结果显示，入选患者的非致死性心肌梗死以及再发缺血等事件发生率较安慰剂组下降了 14%。这些老年患者同样可以从强化降脂治疗中获益。治疗达到新靶目标（treat to new targets，TNT）研究对 3809 例 65 岁以上的患有稳定型心绞痛的高胆固醇血症患者给予强化降脂治疗。在 TNT 研究老年人亚组分析中，研究者将其分为≥65 岁组和<65 岁组，分别对其主要终点进行评估，结果显示，≥65 岁组总体事件发生率高于<65 岁组患者；阿托伐他汀 80 mg/d 强化治疗与阿托伐他汀 10 mg/d 相比，使≥65 岁组和<65 岁组事件发生率均显著降低，分别降低 19%（$P=0.03$）和 24%（$P=0.001$）。该结果表明，将 LDL-C 降至 2.07 mmol/L（80 mg/dl）以内，可使老年冠心病患者进一步获益，使用阿托伐他汀 80 mg/d 强化治疗可显著降低老年冠心病患者的心血管事件发生率。治疗相关的肌痛在大剂量阿托伐他汀治疗组与常规剂量组的发生率没有差别（4.8% *vs.* 4.7%，$P=0.72$）。TNT 老年亚组的结果进一步丰富了老年高危患者使用他汀强化治疗的证据。

阿托伐他汀糖尿病协作研究（collaborative atorvastatin diabetes study，CARDS）对老年糖尿病患者进行了平均 3.9 年的随访，结果表明使用阿托伐他汀 10 mg/d 治疗组的主要心血管事件发生率较安慰剂对照组减少 38%。

老年降脂目标评估研究（results of the study assessing

goals in the elderly，SAGE）对 893 例年龄在 65~85 岁的患有稳定型心绞痛的老年患者进行中等和强化降脂治疗。随访 12 个月结果提示，强化降脂可更有效地降低总胆固醇、LDL-C 水平和总死亡率。但是 SAGE 研究中，阿托伐他汀强化治疗组肝功能异常发生率是 4.3%，显著高于普伐他汀组（0.2%），提示老年患者使用中等强度他汀治疗在获益的同时，可以降低不良反应的发生率。中国冠心病二级预防研究（China coronary secondary prevention study，CCSPS）表明老年患者治疗后获益更显著，老年亚组分析未发现肌酸激酶升高超过 5 倍正常上限的情况。老年亚组分析发现血脂康对肝转氨酶的影响很小，超过 3 倍正常上限者仅有 0.27%，安慰剂组为 0.28%。

四、老年人血脂异常干预不足的原因

对我国 5000 名≥65 岁老年人随访研究资料显示，1989—1990 年中仅有 4.5% 有降脂治疗适应证的男性和 5.9% 的女性使用了降脂药物，1995—1996 年也仅分别上升到 8.1% 和 10.0%。虽然从 1997 年开始他汀类药物的应用在增加，2002 年上升至 25%，但仍存在不足。血清总胆固醇水平的达标率（<4.68 mmol/L）也较低，1990 年为 27.2%，2002 年为 42%。这种现象形成的可能原因有：① 在老年人群较少进行全面的普查；② 患者及临床医生对老年血脂异常未给予足够的关注；③ 更多地考虑到药物的安全性，以及药物治疗的费用等。

老年人常同时并存多种疾病，而血脂异常本身无明显临床症状，所以容易被忽视。老年患者常常使用多种药物，过于担心药物间的相互作用可能成为影响降脂药物应用受限的重要原因之一。老年人肝、肾功能常有不同程度的减退，也是影响该人群正确使用降脂药物的原因。其实，老年人群中他汀类药物不良反应的发生率与中青年相似，其严重不良事件并未随年龄增长而增加。两项在法国心脏病医生中进行的横断面药物流行病学调查（ELIAGE 研究和 ELICOEUR 研究）旨在调查老年人群的调脂治疗状况，同时评价导致治疗不足的原因。研究共入选了 1148 名年龄在 35～69 岁的冠心病患者，和 1489 名年龄≥70 岁的患者。结果显示，在 35～69 岁患者中，未进行他汀治疗的患者有 14%，而在≥70 岁的患者中，该比例高达 37%。他们的结果显示，在未进行他汀治疗的患者中，约有 49% 是由于医生未给患者处方他汀类药物，远远超过由于不能耐受或依从性不佳而导致的治疗不足。在临床实践中，医生未处方他汀类药物是导致实践和指南间存在巨大差距的原因。一些医生根据检验报告中所谓的血脂"正常值"制订治疗方案，并未按照患者基础疾病与危险因素多少确定是否行血脂异常的干预。在我国三级甲等医院中，大约 25% 的医生根据化验单上的血脂正常值来确定患者是否存在血脂异常。而在基层医院，这一比例更高。

五、老年人血脂异常的防治建议

老年人群同样应该遵循相关指南原则，根据患者危险分层进行血脂达标治疗。一项回顾性分析检索了 1985—2006 年发表的与他汀治疗相关的众多文献，集中对大规模、随机、对照研究的安全性结果进行了分析，同时参考了小型研究、观察性研究、其他回顾性分析和各种他汀制造商提供的数据，进行了综合分析。研究者认为，虽然高龄老年患者使用他汀可能增加发生肌病的风险，但对老年患者不推荐调整他汀使用剂量。在随机研究中，即使 80 岁以上的老年患者，他汀治疗的获益和安全性也与年轻患者相当。

老年、虚弱、肝肾功能异常、多系统疾病并存、多种药物合用、处于围术期的患者容易发生他汀类药物相关的肌病。老年患者使用他汀类药物时，应监测肌酶，并在治疗过程中注意是否存在其他增加他汀相关肌病发生的危险因素。由于老年人出现肌无力、肌痛等症状常难以与老年性骨、关节和肌肉疾病鉴别，需要根据肌酶的变化来确定诊断。部分患者可有轻至中度的肌酶升高，虽无肌肉症状，也不能排除他汀类药物的不良反应，同时还应除外其他原因所致的肌酶升高，如创伤、剧烈运动、甲状腺功能减退、感染、原发性肌肉病变等。随着年龄的增长，老年人生理性改变导致肌力减弱和功能减退，此时他汀类药物引起的肌肉不良反应，对身体的功能状态和生活质量可能产生影响。部分患者在尚无肌酶升高或肌病发生时即可出现不利影响，如无力，可降低患者的生活质量并可能增加跌倒所致创伤的可能。在他汀类药物使用的过程中，若出现不可耐受的肌肉症状伴或不伴肌酸激酶升高，在停用他汀的同时应积极寻找可能原因，如合并用药和伴随疾病情况，并密切观察病情变化。停药后症状消失或肌酶恢复正常后，可换用不同类型的他汀或使用原他汀的较低剂量，并监测症状是否再次出现及肌酶的变化。发生横纹肌溶解时，应立即停止他汀治疗，并进行水化等保护肾脏的治疗。因此，应充分评估老年人降脂治疗的风险与获益比，以达到更好的治疗效果。

对于肝、肾功能正常的老年人，调脂药物的剂量一般无需特别调整。目前的研究资料并没有发现使用剂量内的他汀类药物引起的直接肾损害，包括急性肾衰竭、蛋白尿等。他汀类药物是否具有肾脏保护作用也无结论。因此，对于慢性肾病患者，他汀并非禁忌证，这类患者大多是心血管疾病高危人群，可能更需要他汀类治疗。然而，使用某些他汀类药物时应根据肾功能不全的严重程度进行剂量调整。肾功能不全患者容易发生他汀相关的不良反应。由于老年人的肾功能随年龄增长而减退，老年人肌酐合成减少可能造成某些存在中到重度肾功能不全的老年人血肌酐水平正常，因此老年人使用他汀类药物时应注意评估肾功能情况，关注肾功能变化。他汀类药物引起肝转氨酶升高多发生在开始用药后的3个月之内，呈剂量依赖性，经细胞色素P450酶系统代谢的他汀类药物更易引起肝转氨酶升高。

肝转氨酶升高，即使大于正常上限3倍，降低用药剂量或停药后多可恢复至用药前水平。他汀类药物引起的肝功能衰竭罕见。在肝转氨酶升高的同时，伴有肝大、黄疸、直接胆红素升高、凝血酶原时间延长，应考虑为他汀类药物的肝脏毒性。确定是否为他汀类药物引起肝毒性的参考指标是胆红素，如排除胆道梗阻，胆红素预测肝毒性的价值高于单纯肝转氨酶水平的变化。在4S研究、PROSPER研究、CCSPS研究中，老年人使用常规剂量他汀治疗时，较少发生肝损害。在使用大剂量强化降脂治疗时，肝功能异常的发生率明显增高。他汀的不良反应主要由于药物剂量过大、联合用药等引起体内他汀浓度过高所致。对于老年患者同样如此。多数老年患者血脂呈轻中度升高，使用中、小剂量的他汀类药物即可使血脂达标。治疗时应考虑老年人使用相同剂量的他汀降低总胆固醇和低密度脂蛋白胆固醇的作用比年轻人更强的特点，避免因盲目使用大剂量他汀所带来的不良作用。他汀使用时出现的肝损害停药后多可恢复正常。如肝酶升高超过正常上限的3倍，应停药。及早发现、及时减量或停药是防治老年人发生他汀相关肝损害的关键。对极高危或有适应证使用大剂量他汀治疗的老年患者应进行监测。

老年患者常因并存多种疾病而合并使用多种药物，加上肝、肾功能常有不同程度减退，药物的代谢动力学改变，易于发生药物相互作用和不良反应。在使用他汀类药物治疗时，应高度重视药物间的相互作用。某些药物间的相互作用与细胞色素P450酶代谢系统，尤其是3A4同工酶有关，因此，合并使用多种药物时应尽量选择作用于肝内或体内不同代谢途径的他汀类药物。老年人群应避免与他汀类同时服用的药物有：红霉素类、克拉霉素、环孢素、奈法唑酮、华法林、伊曲康唑、硝苯地平、维拉帕米、西咪替丁、吉非贝齐、胺碘酮、HIV蛋白酶抑制剂等。此外，大量饮用西柚汁、酗酒等也增加发生肌病的风险。

大量循证医学证据表明他汀类药物治疗可显著降低老年人

心血管疾病所致的死亡和心血管事件的发生率，强化他汀降脂治疗可有效减少急性冠状动脉综合征和冠心病高危患者的心血管事件。因此，他汀类药物可安全、有效地用于大部分 80 岁以下的人群。因此，应鼓励有适应证的老年人积极使用他汀类药物。鉴于老年群体的特殊性，应根据患者心血管病的危险分层及个体特点、患者的整体状况和合并用药情况，充分考虑降脂治疗的利弊。降脂药物剂量的选择需要个体化，起始剂量不宜太大，在监测肝、肾功能和肌酶的条件下合理调整药物用量，以达到改善生活质量、降低病死率和减少心血管事件的目的。

（梁　伟　陆国平）

参考文献

1. Scandinavian simvastatin survival study group. Randomized trial of cholesterol lowering in 4444 patients with coronary heart disease: the Scandinavian Simvastatin Survival Study (4S). Lancet, 1994, 344 (89 34): 1383-1389.
2. Wilson PW, D'Agostino RB, Levy D, et al. Prediction of coronary heart disease using risk factor categories. Circulation, 1998, 97 (18): 1837-1847.
3. Kaiser TM. Endothelial cell functions. Relationship to atherogenesis. Basic Res Cardiol, 1999, 94: 295-314.
4. Sacks FM, Pfeffer MA, Moye LA, et al. The effect of pravastatin on coronary events after myocardial infarction in patients with average cholesterol levels. Cholesterol and Recurrent Events Trial investigators. N Engl J Med, 1996, 335 (14): 1001-1009.
5. The Long-Term Intervention with Pravastatin in Ischemic disease (LIPID) study group. Prevention of cardiovascular events and death with pravastatin in patients with coronary heart disease and a broad range of initial cholesterol levels. N Engl J Med, 1998, 339 (19): 1349-1357.
6. Shepherd J, Blauw GJ, Murphy MB, et al. Pravastatin in elderly indi-

viduals at risk of vascular disease (PROSPER): a randomized controlled trial. Lancet, 2002, 360 (9346): 1623-1630.
7. Schwartz GG, Olsson AG, Ezekowitz MD, et al. Effects of atorvastatin on early recurrent ischemic events in acute coronary syndromes: the MIRACL Study, a randomized controlled trial. JAMA, 2001, 285 (13): 1711-1718.
8. LaRosa JC, Grundy SM, Waters DD, et al. Intensive lipid lowering with atorvastatin in patients with stable coronary disease. N Eng J Med, 2005, 352 (14): 1425-1435.
9. Colhoun HM, Betteridge DJ, Durrington PN, et al. Primary prevention of cardiovascular disease with atorvastatin in type 2 diabetes in the Collaborative Atorvastatin Diabetes Study: multicentre randomized placebo-controlled trial. Lancet, 2004, 364 (9435): 685-696.
10. Assessing goals in the elderly study group. Effects of intensive versus moderate lipid-lowering therapy on myocardial ischemia in older patients with coronary heart disease: results of the Study Assessing Goals in the Elderly (SAGE) [J]. Circulation, 2007, 115 (6): 700-707.
11. 血脂康调整血脂对冠心病二级预防研究协作组. 中国冠心病二级预防研究. 中华心血管病杂志, 2005, 33 (2): 109-115.
12. Cournot M, Cambou J, Quentzel S, et al. Key factors associated with the under-prescription of statins in elderly coronary heart disease patients: Results from the ELIAGE and ELICOEUR surveys. International Journal of Cardiology, 2006, 111: 12-18.
13. Armitage J. The safety of statins in clinical practice. Lancet, 2007, 370: 1781-1790.

第四章 冠心病患者血脂异常的调脂实践

要点：

- 在冠心病的现代防治策略中，调脂治疗已成为不可或缺的重要策略之一。
- 调脂治疗既是冠心病的一级预防的关键环节，又是二级预防的重要干预措施。
- 调脂治疗可使冠心病患者获益，且越早治疗，临床获益越大，若坚持调脂治疗还可持续获益。
- 在进行调脂治疗时，应将降低 LDL-C 作为首要目标。
- 治疗性生活方式改变是临床调脂治疗的最基本步骤，应作为所有冠心病血脂异常患者的首选治疗措施。在此基础上加用药物调脂治疗，更有利于血脂达标。

冠心病（coronary heart disease，CHD）是发达国家和发展中国家人群中致残和致死的重要原因。调脂治疗，尤其是降低低密度脂蛋白（low density lipoprotein，LDL）水平已成为降低 CHD 发病率和病死率的一个重要而有效的策略。因此，冠心病患者调脂干预是目前的热点。近十几年来国际上大规模临床试验不断提供循证医学的证据，是各国制定、更新、发展和完善各项临床指南的坚实基础。美国国家胆固醇教育计划（national cholesterol education program，NCEP），成人治疗策略Ⅲ（adult treatment panel Ⅲ，ATPⅢ）的制定，掀起了强化降脂治疗的热潮，对冠心病防治起到了推动作用。2007 年《中国成人血脂异常防治指南》的制定，不仅参考了国际血脂异常防治经验，更重要的是结合了我国人群血脂异常的大量科学数据，更切合我国的实际，在临床实践中，对中国人群中冠心病患者的调脂治疗更具有指导作用。

一、冠心病降脂治疗的循证医学证据

从20世纪60年代开始，世界范围内进行了许多有关降低胆固醇防治冠心病的研究，初步的结果表明，血浆胆固醇降低1%，冠心病事件发生的危险性可降低2%。随着循证医学概念的兴起，临床试验成为评价各种干预措施的主要方法，其结果为临床实践提供科学的证据。在调脂防治动脉粥样硬化和冠心病方面，最初采取饮食治疗试验，取得一定效果，随着调脂药物的开发，调脂能力的加强，迄今已有一系列临床试验完成，现归纳如下。

(一) 调脂与冠心病二级预防

近年来，调脂药与冠心病二级预防的研究取得了重大进展。这表现为旨在降低血浆TC和LDL-C的大规模临床试验取得了令人振奋的临床效益；降低血浆TG在冠心病二级预防中的地位正在逐步确立；同时，调脂药与临床效益的机制研究亦获得了更加丰富而有力的证据。

1. 北欧辛伐他汀生存研究（Scandinavian simvastatin survival study，4S）

这是一项随机、双盲和安慰剂对照的试验。共有4444名患有心绞痛或既往有心肌梗死病史的高胆固醇血症患者参加（年龄35～69岁），血清TC范围在5.5～8.0 mmol/L，平均是6.2 mmol/L。随访期的中位数为5.4年。

辛伐他汀起始剂量每天20 mg，如在6周和8周测定的胆固醇水平仍＞5.2 mmol/L（200 mg/dl），辛伐他汀剂量增至每天40 mg。

结果表明：① 辛伐他汀治疗能使 TC 水平降低 25%，使 LDL-C 水平降低 35%，使 HDL-C 水平升高 8%并使 TG 水平降低 10%。② 辛伐他汀组的总死亡危险下降 30%，主要归功于冠状动脉死亡的危险性下降 42%。③ 发生严重冠状动脉事件的危险性下降了 34%，需进行血管再通术的危险性下降 34%。④ 致死性和非致死性脑血管事件的危险性下降 30%。

2. 胆固醇与事件复发研究（cholesterol and recurrent events, CARE）

基于美国七百万心肌梗死存活者中有 70%患者的 TC 水平低于 6.2 mmol/L，这一研究在 TC<6.2 mmol/L（平均 5.4 mmol/L）且 LDL-C 水平在 3.0～4.5 mmol/L 之间（平均 3.6 mmol/L），原有心肌梗死的 4159 位男女患者中进行，评价每天给予普伐他汀 40 mg 或安慰剂对致死性冠心病事件和致死性心肌梗死的影响。

普伐他汀组经过 5 年治疗，主要结果如下：① TC 和 LDL-C 分别下降了 20%和 28%，HDL-C 升高 5%，TG 降低 14%；② 冠心病死亡和非致死性心肌梗死复发率下降 24%；③ 心肌梗死（致死和非致死性）的总危险性下降 25%；④ 需进行血管成形术或冠状动脉旁路移植术的几率减少 27%；⑤ 卒中的危险性降低 34%。

CARE 研究的结果引人注目。即在血清胆固醇正常的曾患心肌梗死的患者，经过调脂治疗同样显著降低致死性冠心病事件和致死性心肌梗死发生率。

CARE 研究结果亦表明：LDL-C 水平在 3.9～4.5 mmol/L 范围的患者冠状动脉事件发生的危险性下降了 35%，这与 4S 的结果相似；在中等 LDL-C 水平（3.2～3.8 mmol/L），危险性也下降了 26%，这一水平处于当代冠心病患者的 LDL-C 水平分布区的中央位置，故具有十分重要的临床意义。然而，对于 LDL-C<3.2 mmol/L 的患者，冠状动脉事件的危险性并未降低，这可能与该亚组人群少有关，或 LDL-C 在 3.2 mmol/L 水

平可能是 LDL-C 对冠心病产生临床影响的一个下限。

4S 和 CARE 研究的结果均证实：无论试验前胆固醇基础值如何，只要胆固醇，特别是 LDL-C 降低的百分数相同（大约 20%），就能取得相似的临床疗效。因此，治疗的目标旨在使 LDL-C 降低 20%。

3. 普伐他汀对缺血性心脏病的长期干预研究（long-term intervention with pravastatin in ischaemic disease，LTPID）

LTPID 研究共有 9014 名冠心病患者参加，其中有急性心肌梗死（AMI）病史者占 64%，不稳定型心绞痛住院者占 36%；入选时患者的 TC 为 $4.0 \sim 7.0$ mmol/L，TG$<$5.0 mmol/L，服普伐他汀 40 mg/d 或安慰剂，研究期 5 年，在澳大利亚和新西兰进行。

LTPID 结果显示普伐他汀（普拉固）对冠心病患者具有以下疗效：(1) 总死亡率降低 23%；(2) 冠心病死亡率降低 24%；(3) 心肌梗死发生率降低 29%；(4) 卒中发病率降低 20%；(5) 心脏手术的需求率降低 24%。上述疗效体现在所有亚组患者（女性、老年和糖尿病患者）中。

LIPID 结果的重大意义在于：① 在世界上首次证实：冠心病患者不管其血胆固醇水平正常还是升高，应用普拉固治疗都可降低其心肌梗死，卒中的发生危险和冠心病的死亡率；② 普拉固使不稳定型心绞痛患者的冠心病事件（如急性心肌梗死、猝死等）发生率明显降低；③ 普拉固治疗可显著降低血胆固醇水平正常和升高的冠心病患者卒中的发生率和死亡率。

4. 心脏保护研究（heart protection study，HPS）：20 536 例发生心血管事件的高危成年人，血清 TC$\geqslant$3.50 mmol/L (135 mg/dl)。随机给予 40 mg/d 辛伐他汀或安慰剂。平均随访 5 年。结果显示与安慰剂组比较，辛伐他汀组全因死亡相对危险降低 13%，重大血管事件减少 24%，冠心病死亡率降低 18%，非致死性心肌梗死和冠心病死亡率下降 27%，卒中发生率减少 25%，血运重建术需求减少 24%，肌病、癌症发病率或因其他非心血管病住院率均无明显增加。结论：对心血管高危险人群，TC>3.50 mmol/L（135 mg/dl）者长期降低胆固醇治疗可获显著临床益处。

5. 美国退伍军人管理局 HDL-C 干预试验（veterans administration HDL-cholesterol intervention trial，VA-HIT）

该试验对 2531 例以低 HDL-C 水平为主要血脂异常表现的平均年龄在 64 岁的男性冠心病患者，随机给予吉非贝齐（1200 mg/d）或安慰剂，随访 5 年。结果表明，与对照组比较，吉非贝齐使 TG 降低 31%，HDL-C 升高 6%，LDL-C 无明显变化，非致死性心肌梗死或冠心病死亡发生的相对危险下降 22%，卒中发生的危险性也下降，死亡的危险性下降但无统计学意义；因自杀、癌症而死亡的危险性未增加。

6. 阿托伐他汀与血管重建术比较研究（atorvastatin versus revascularization treatment investigator，AVERT）

研究对象为 314 例平均年龄 58 岁，无症状或轻至中度心绞痛，血 LDL-C≥2.98 mmol/L（115 mg/dl），经冠状动脉造影证实存在至少一支主要冠状动脉狭窄适合进行 PCI 的冠心病患者。随机接受 PCI 或阿托伐他汀 80 mg/d 降脂治疗，随访 18 个月。结果显示介入治疗组 37 例（21%）患者发生心肌缺血性事件，药物组仅 22 例（13%），两组相比药物治疗组心肌缺血事件发生危险性降低 36%（$P=0.048$）。此外，研究还观察到药物治疗组发生第一次缺血性事件的时间较介入治疗组晚。结论：对稳定型心绞痛患者预防心脏缺血性事件发生，积极的降脂治疗至少与介入治疗同样有效。

7. 治疗达新靶目标研究（treat to new target，TNT）

10 001 例稳定型心绞痛患者，血清 LDL-C<2.59 mmol/L（100 mg/dl）。随机分入阿托伐他汀 10 mg/d 治疗组或 80 mg/d 治疗组，平均随访 4.9 年。与一般剂量组比，大剂量组主要心血管事件（包括冠心病死亡、与操作无关的非致死性心肌梗死、心脏骤停后的复苏、致死及非致死性脑卒中）的相对危险降低

22%（$P<0.0001$），其中非致死性及致死性脑卒中相对危险降低 25%（$P=0.02$），肝血清酶增高、药物相关不良事件发生率和撤药率均增高，但肌病或横纹肌溶解发生率未显著增加。研究结果提示：对于稳定型心绞痛患者，将 LDL-C 降至 2.07 mmol/L（80 mg/dl）能够进一步减低心脑血管事件发生的危险。

8. 积极降脂减少终点事件试验（the incremental decrease in endpoints through aggressive lipid lowering trial，IDEAL）

8888 例心肌梗死患者被随机分入强化组（给予阿托伐他汀 80 mg/d）或标准组（给予辛伐他汀 20～40 mg/d），平均随访 4.8 年。治疗后 LDL-C 水平强化组为 2.10 mmol/L（81 mg/dl），标准组为 2.69 mmol/L（104 mg/dl）。主要冠状动脉事件强化组发生率为 9.3%，标准组为 10.4%，强化组较标准组有下降趋势，但无统计学意义（$P<0.07$）；其他次要终点如非致死性心肌梗死，强化组发生率为 6.0%，标准组为 7.2%，差异有统计学意义（$P=0.02$）；主要心血管事件强化组有 533 例，标准组有 608 例（$P=0.02$）；任何冠状动脉事件强化组有 898 例，标准组有 1058 例（$P<0.001$）。肝血清酶升高≥正常上限 3 倍和因不良反应撤药率，强化组高于标准组（0.97% *vs.* 0.11% 和 1.0% *vs.* 0.1%）。结论提示：强化降脂有益，但应注意安全性。

9. 中国冠心病二级预防研究（China coronary secondary prevention study，CCSPS）

研究入选 4870 例（男性 3986 例，女性 884 例）有急性心肌梗死病史的中国患者，年龄 18～75 岁，血清 TC 水平为 4.40～6.48 mmol/L（170～210 mg/dl），平均 5.37 mmol/L。随机服用血脂康 0.6 g 或安慰剂每天 2 次，平均随访 4 年。结果表明：与安慰剂组比较，血脂康组冠心病死亡与非致死性心肌梗死的发生率降低 45%，各种原因的总死亡率降低 33%，肿瘤死亡率降低 55%，PCI 和（或）CABG 的需求减少 33%，不良事件未见增加。研究表明老年患者、合并糖尿病或高血压的患者治疗后获益更显著。

（二）调脂与冠心病一级预防

调脂治疗与冠心病二级预防的结果延长了冠心病患者的寿命，但并不能减少冠心病患者的人数。事实上由于冠心病患者寿命的延长，人群中冠心病的患病率已增加，故需注重冠心病一级预防。

血胆固醇的干预研究，即大规模、随机对照的冠心病一级预防研究结果表明：降低升高的 TC 或 LDL-C 可减少冠心病的发生及其死亡率。近期的降低血胆固醇冠心病一级预防研究结果不但证实了上述的结论，而且表明降低血胆固醇并未增加非心脏原因的死亡率，而是减少了总死亡危险。

1. 洛杉矶退伍军人研究（Los Angeles veterans study，LAVS）

研究入选 846 例高脂血症患者，均为男性，平均年龄为 65.5 岁。干预组 424 例，均限制脂肪供应，饮食中胆固醇摄入量限制为对照组的一半，且 2/3 的动物脂肪均由不饱和脂肪酸构成。随访 8.5 年，结果表明，干预组血 TC 平均下降 13%，动脉粥样硬化发生率降低 31.3%（$P<0.05$），死于动脉粥样硬化疾病的危险性降低 31.4%（$P<0.05$）。结论为调整饮食结构能降低血清胆固醇水平，并有助于预防冠心病。

2. 奥斯陆一级预防试验（Oslo primary prevention trial，OPPT）

研究入选 1232 例男性高胆固醇血症患者，年龄为 40～49 岁，具有冠心病的其他高危因素，但无冠心病的临床证据。其血 TC 达 7.5～9.8 mmol/L（290～380 mg/dl），平均 8.5 mmol/L（329 mg/dl）。604 例属饮食干预组（通过减少食物中的饱和脂肪酸与胆固醇摄取，增加不饱和脂肪酸摄入），另 628 例为不干预组。追踪观察 5 年，结果表明，5 年后平均血 TC 较对照组下降 13%，TG 下降 20%～25%，HDL-C 平均上升 15%。干预组总的心血管事件发作频率（冠心病事件与卒中）较对照组降低 43.6%（$P<0.05$），心血管死亡率降低 46.7%，总死亡率亦减

少 33.3%。结论：饮食治疗能降低血胆固醇，并可明显降低心血管病的死亡率。

3. 多危险因素干预试验（multiple risk factor intervention trial，MRFIT）

12 866 例年龄在 35～57 岁的美国男性高脂血症患者，有高胆固醇血症、高血压与吸烟等 3 项危险因素。干预组主要限制食物中饱和脂肪酸含量，增加多不饱和脂肪酸摄取，劝其改变生活方式。观察期平均为 7 年，结果表明，第 6 年血 TC 平均下降 12.1 mg/dl，舒张压降低 10.5 mmHg，吸烟率减少 50%。结合吸烟与高胆固醇血症两项危险因素的变化，冠心病死亡危险降低 40%。结论为通过生活方式的改善，可明显降低冠心病死亡率。

4. WHO 欧洲协作研究（WHO European collaborative trial）

受试者为 60 881 例比利时、意大利、波兰与美国的 40～59 岁的男性。干预组减少吸烟，采用低胆固醇饮食，减肥，并进行有规律的体育锻炼。追踪观察 6 年。结果显示，干预组的冠心病发生率较对照组减少 10.2%，致死性心肌梗死减少 6.9%，而非致死性的心肌梗死则减少 14.8%，总死亡率下降 5.3%。通过生活方式的改善可使非致死性心肌梗死发生率减少。

5. 脂质研究诊所冠心病一级预防试验（lipid research clinics coronary primary prevention trial，LRC-CPPT）

这是一个在 1973 年开始的多中心、随机、双盲、安慰剂对照的研究。研究对象为 3806 名 35～59 岁的无冠心病症状的男性，均有原发性高胆固醇血症，血清 TC≥6.9 mmol/L，LDL-C≥4.9 mmol/L。治疗组服用胆酸螯合剂即考来烯胺（消胆胺），对照组服用安慰剂，平均随访期 7.4 年。

结果表明：消胆胺组平均血浆 TC 和 LDL-C 水平分别下降 13.4% 和 26.3%，下降幅度大于安慰剂对照组；且治疗组冠心病死亡和（或）非致死性心肌梗死的危险降低 19%。但是，治疗组所有原因所致的死亡危险仅稍低于安慰剂组,差异未达到统计学显著性水平,其原因主要是消胆胺组有更多的人死于暴力和意外事件。

结果还显示,对 LDL-C 升高的男性冠心病易患人群,减少 LDL-C、降低总胆固醇水平可减少冠心病的病残率和死亡率。这一临床研究提供了胆固醇、LDL-C 与冠心病发病因果关系的进一步证据,并发现:血 TC 水平下降 8.5%,冠心病发生率下降 19%,从而确定了降低血 TC 可使冠心病危险性相应降低的"1:2 规律"。

6. 赫尔辛基心脏研究(Helsinki heart study,HHS)

研究对象为 4081 名 40～55 岁无冠心病症状的中年男性,均患原发性高胆固醇血症,治疗前 LDL-C$\geqslant$5.2 mmol/L,平均 TG 水平 1.99 mmol/L。治疗组服用吉非贝齐 600 mg,每天两次;对照组服用安慰剂。研究期为 5 年。

结果显示,吉非贝齐使 HDL-C 水平升高 10%,使血清 TC、LDL-C、非 HDL-C 及 TG 水平降低,分别为 11%、10%、14% 和 43%。吉非贝齐组 5 年累积心脏终点事件(致死和非致死性心肌梗死、心脏性死亡)的发生率为 27.3%,安慰剂组为 41.4%,相对危险性减少了 34.0%($P<0.02$)。冠心病事件的减少在治疗开始后第 2 年开始显现,以后持续存在。但是,两组的总死亡率和癌症死亡率无显著差别。HDL-C 增高对减少心血管事件的作用最大;TG$>$2.26 mmol/L,并伴有 LDL-C/HDL-C$>$5 时,吉非贝齐减少冠心病事件的作用最大(达 70%)。

作为冠心病一级预防措施,降低胆固醇的效益曾受到怀疑。LRC-CPPT 及赫尔辛基心脏研究是两个相对早期的大规模一级预防试验,共有大约 7000 人参与,虽观察到降低胆固醇能降低冠心病的发生率及死亡率,但非心血管性死亡(指交通事故、自杀、暴力及癌症等)有所增加,治疗组与对照组预后并无差别。Muldoon 等用 Meta 分析法评估了 6 个主要一级预防试验的结果，发现治疗组与对照组相比，冠心病引起的死亡趋向于降低（$P=0.06$），总死亡率则无差别，治疗组中，与疾病无关的死亡（如交通事故、自杀或暴力等）增高。

有鉴于此，人们担心胆固醇水平的降低会使非心血管性死亡率增高。有学者认为胆固醇水平降低有可能通过影响细胞膜的功能，尤其是神经元的功能而产生副作用。但事实上，许多组织尤其是大脑并不依赖 LDL 提供胆固醇，其自身即能合成。遗传性疾病低 β 脂蛋白血症患者胆固醇终身低下，但并无非心血管性死亡的增加。Iribarren 等经过 16 年的观察证实低胆固醇水平并不增加非心血管性死亡。Durington 认为，既往试验虽然观察到治疗组非心血管性死亡增加，但不能归结于某一特定的病因，可能由偶然引起，而且总事件发生率较低，结论难以令人信服。

7. 西苏格兰冠心病预防研究（West of Scotland coronary prevention study，WOSCOPS）

研究对象为 6595 名苏格兰地区的 45～64 岁男性，均有高胆固醇血症，TC$\geqslant$6.5 mmol/L 而无心肌梗死的病史。通过平均 4.9 年的随访，发现普伐他汀治疗使血清 TC 降低 20%，LDL-C 降低 26%；而安慰剂组血脂无变化。普伐他汀治疗使冠心病事件的危险减少 31%（$P<0.001$），其中非致死性心肌梗死的危险减少 31%（$P<0.001$），冠心病死亡的危险减少 32%（$P=0.042$）。普伐他汀治疗使所有心血管病死亡的危险减少 32%，而非心脏原因所致的死亡并未增多，且总死亡危险（包括癌症、自杀、外伤等）减少 22%（$P=0.051$）

WOSCOPS 的研究结果表明，对无心肌梗死的男性中度高胆固醇血症患者，普伐他汀在降低血脂的同时，不但能显著降低心血管病的死亡率和心肌梗死的发生率，而且能降低总死亡危险。

8. 空军/德州冠状动脉粥样硬化预防研究（Air Force/Texas

coronary atherosclerosis prevention study，AFCAPS/TexCAPS）

研究入选 5608 例 45～73 岁男性和 997 例 55～73 岁女性，血浆 TC 4.71～6.81 mmol/L（182～262 mg/dl），LDL-C 3.4～4.9 mmol/L（132～190 mg/dl），TG＜4.50 mmol/L（399 mg/dl）。随机给予安慰剂或洛伐他汀 20 mg/d，若 LDL-C＞2.80 mmol/L，剂量增加至 40 mg/d。追踪观察平均 5.2 年。洛伐他汀治疗使一级终点（心肌梗死、不稳定型心绞痛和心脏猝死）相对危险性下降 37%；心肌梗死的相对危险性下降 40%；不稳定型心绞痛的相对危险性下降 32%；使需接受冠状动脉再通术的相对危险性下降 63%。两组间总死亡率与肿瘤发生率无差别。因药物不良反应而停药者在治疗组为 13.6%，安慰剂组为 13.8%。结论：对于血 LDL-C 和 TG 水平正常或轻度升高的无冠心病人群，洛伐他汀治疗 5.2 年可降低急性冠状动脉事件发生的危险性。

9. 日本成人高胆固醇处理一级预防研究（management of elevated cholesterol in the primary prevention group of adult Japanese group，MEGA）

对 8214 名 40～70 岁男性（占 32%）和绝经期至 70 岁女性（占 68%），血 TC 为 5.70～6.9 mmol/L（220～270 mg/dl）、LDL-C 平均为 4.07 mmol/L（157 mg/dl）、TG 平均为 1.42 mmol/L（127 mg/dl）、HDL-C 平均为 1.50 mmol/L（58 mg/dl）的无冠心病患者，随机单次给予美国国家胆固醇教育计划（NCEP）第一期饮食（对照组）或 NCEP 第一期饮食加普伐他汀 10～20 mg/d（他汀组），平均随访 5.3 年。他汀组 TC 降低 11.5%，对照组降低 2.1%；他汀组 LDL-C 降低 18.0%，对照组降低 3.2%；他汀组 TG 降低 8.1%，对照组降低 2.5%；他汀组 HDL-C 升高 5.8%，对照组升高 3.2%。他汀组与对照组相比，冠心病事件发生率减少 33%，总心血管事件发生率减少 26.0%（$P=0.01$）。两组不良反应相似。结论：轻中度血 TC 增高人群用小剂量普伐他汀能安全有效地降低冠心病危险。

二、冠心病血脂异常的治疗

(一) 调脂治疗策略

在冠心病的现代防治策略中,调脂治疗已成为不可或缺的重要策略之一。国内外的医学专家均认为积极开展调脂治疗可使冠心病高危人群和患者获益,且越早开展获益越大,若坚持调脂治疗还可持续获益。对于冠心病高危人群来说,调脂治疗是一级预防的关键环节之一。对于已患冠心病心绞痛的人来说,调脂治疗既是一种治疗选择,又是二级预防的重要干预措施。对于罹患急性冠状动脉综合征(不稳定型心绞痛和心肌梗死)的人来说,在发病后早期就启动强化调脂治疗,可降低主要终点事件,获得更好的临床效益。

对于冠心病合并高血压、糖尿病的患者来说,调脂治疗的重要意义并不亚于降血压、降糖治疗,在降血压、降糖治疗的基础上给予调脂治疗,可以显著减少心血管事件的危害。总之,调脂治疗是防治冠心病的最为有效的治疗措施之一,可显著降低心血管事件的发病率和病死率。所有冠心病患者都是调脂治疗的重点对象,应进行积极的调脂治疗。

(二) 调脂治疗目标

血脂异常治疗最主要目的是为了防治冠心病,所以应根据是否已有冠心病或冠心病等危症以及有无心血管病危险因素,结合血脂水平进行全面评价,以决定治疗措施及血脂的目标水平。在进行调脂治疗时,应将降低 LDL-C 作为首要目标。开始调脂治疗的 TC 和 LDL-C 值及其目标值决策见表 1-4。

血清 TG 的理想水平是 <1.70 mmol/L (150 mg/dl),HDL-C 的理想水平为 ≥1.04 mmol/L (40 mg/dl)。对于特殊的血脂异常类型,如轻、中度 TG 升高 [2.26~5.63 mmol/L (200~500 mg/dl)],LDL-C 达标仍为主要目标,非 HDL-C 达标为次要目标,即非 HDL-C=TC-HDL-C,其目标值为 LDL-C 目标值+0.78 mmol/L

(30 mg/dl)；而重度高甘油三酯血症 [≥5.65 mmol/L（500 mg/dl）]，为防止急性胰腺炎的发生，首先应积极降低 TG。

（三）治疗性生活方式改变（therapeutic life-style change，TLC）

美国国家胆固醇教育计划（NCEP）ATPⅢ更新报告首先提出，治疗性生活方式改变是临床调脂治疗的最基本步骤，它是药物发挥有益作用的基础。血脂异常与饮食和生活方式有密切关系，饮食治疗和改善生活方式是治疗血脂异常，提高达标率的基本措施。有些患者即使采用了正规调脂治疗，但其生活方式不健康（吸烟、高 TC 摄入、缺乏运动等），对其血脂水平的调控产生了负面作用，影响调脂治疗的达标。因此，无论是否进行药物调脂治疗都必须坚持控制饮食和改善生活方式。

《中国成人血脂治疗指南》提出治疗性生活方式改变，并给予较多的具体指导意见，显示了非药物干预的重要性。改善生活方式（合理膳食、适当运动、戒烟限酒），减低体重是最经济的方式，也是血脂异常防治的基本策略，对多数血脂异常者能起到与调脂药物相近的治疗效果。在坚持控制饮食和改善生活方式的基础上加用调脂药物，更有利于血脂达标。TLC 具有明显的降脂效果，在依从性良好的情况下可与他汀类药物相媲美，并具有更好的成本效果，无论对于缺血性心血管病的一级预防还是二级预防，TLC 均应作为所有血脂异常患者的首选治疗措施。

（四）血脂异常的药物治疗

1. 药物治疗的原则

（1）正确、合理选择调脂药物，坚持个体化治疗

没有一种药物对所有的高脂血症均有效，而且每种降脂药物都有一定的副作用。现主张正确选择调脂药物，小剂量联合用药。临床上供选用的调脂药物主要分为 5 类：① 他汀类，② 贝特类，③ 烟酸类，④ 树脂类，⑤ 胆固醇吸收抑制剂。凡以胆固醇和 LDL-C 为主的血脂异常，首选他汀类调脂药；以甘

油三酯为主的血脂异常，首选贝特类调脂药；混合型血脂异常可选用血脂康。

（2）坚持长期用药，监测药物使用的安全性及有效性。

降脂治疗一般需长期或终身服药，需定期复查肝功能。依据血脂水平和心血管病状况决定药物选择和起始剂量。首次用药4~8周，而后复查安全性指标和血脂水平，适当进行调整。以后每3~6个月复查一次。只要没有严重不良反应，调脂药物就要坚持服用，不要随意停药，否则就会前功尽弃。对心血管病的高危患者，应采取更积极的降脂治疗策略。

在药物治疗时，必须监测不良反应，主要是定期检测肝功能和血清肌酸激酶（creatine kinase，CK），如AST或ALT超过3倍正常值上限（upper limit of normal，ULN）应暂停给药。停药后仍需每周复查肝功能，直至恢复正常。在用药过程中应询问患者有无肌痛、肌压痛、肌无力、乏力和发热等症状，血CK升高超过5×ULN应停药。用药期间如有其他可能引起肌溶解的急性或严重情况，如败血症、创伤、大手术、低血压和抽搐等，应暂停给药。

以前调脂治疗的循证医学研究大多采用实验室血脂谱水平数据为主要研究终点。但是，有部分动脉粥样硬化患者并没有LDL-C升高。在相同LDL-C水平下，不同患者的动脉粥样硬化程度可以有很大差别，此时，单凭血脂水平评估不足以阻止冠心病事件的发生，故目前将主要心血管事件的发生率作为药物疗效的评估指标。

动脉粥样硬化自明确病因和病理学改变以来，始终被认为是不可逆转的。几年前，国际心血管病核心刊物上相继发表数个关于他汀类药物遏制和逆转粥样斑块的临床研究结论，其中最主要的有ESTABLISH、REVERSAL和ASTEROID研究，这些临床研究的结论使粥样斑块的逆转成为可能，这意味着冠心病患者的调脂策略的有效性和安全性评估更加客观和有说服力。随着评估手段的进步,目前多项大型临床研究均采用定量冠状动脉造影分析、冠状动脉血管内超声、血管内镜、颈动脉内膜中层厚度超声等来评价相关药物逆转斑块的效应。

(3) 坚持药物治疗和生活方式调理相结合

药物治疗建立在饮食疗法的基础上,即使应用药物治疗,饮食疗法也需继续。要将药物治疗与生活方式调理密切结合起来。在冠心病公认的九大危险因素中,可控制的因素占一半多。这些可控制因素大多与生活方式有关,如吸烟、酗酒、肥胖、过多摄入脂肪和摄入蔬菜过少,以及缺乏运动和心理失衡等,所以,务必要纠正这些不良生活方式的负面影响,将其与药物治疗结合起来,方能事半功倍。

2. 常用降脂药物

(1) HMG-CoA 还原酶抑制剂

他汀类(statins)也称 3-羟基 3-甲基戊二酰辅酶 A(3-hydroxy-3-methylglutaryl-coenzyme A,HMG-CoA)还原酶抑制剂,在临床上应用已有 20 多年,是目前降低胆固醇和 LDL-C 最有效的药物。可降低血 TC 或 LDL-C 水平 20%~55%,同时也有降低 TG 和升高 HDL-C 的作用。重要的是此类药物在冠心病的一级预防和二级预防中发挥着重大作用,该类药物能延缓、阻断和逆转动脉粥样硬化的进展,明显减少冠心病事件的发生,显著降低冠心病和非心血管疾病的死亡率。其主要作用机制是:A. 通过抑制胆固醇合成的限速酶,即 3-羟基 3-甲基戊二酰辅酶 A 还原酶(HMG-CoA 还原酶),从而抑制细胞内胆固醇合成。B. 增加肝细胞膜 LDL 受体的活性及其受体对 LDL 的亲和力,从而加速 LDL 的清除。C. 改善内皮细胞依赖的血管舒张功能。其降胆固醇的效应呈剂量依赖性。

此类药物安全、有效、不良反应少。最常见不良反应是胃肠道反应包括腹胀、腹泻和便秘。头痛、皮疹和一过性转氨酶升高少见,发生率为 1%~2%。有重要临床意义的不良反应是伴 CK 升高的肌病，但亦少见，发生率仅为 0.5%。但大剂量服用时出现轻至中度肌肉症状者可达 10.5%。需定期复查转氨酶和 CK。现广泛应用的他汀有五种。

① 洛伐他汀（lovastatin）：洛伐他汀可降低血 TC 和 LDL-C（分别可降低 19%～25% 和 26%～38%），升高 HDL-C（7%～8.6%），同时降低 TG（12%～20%）。常用剂量每天 10～40 mg，晚上顿服。

② 普伐他汀（pravastatin）：降胆固醇效应和升高 HDL-C 作用与洛伐他汀相似。常用剂量亦为每天 10～40 mg，晚上顿服。

③ 辛伐他汀（simvastatin）：其可降低 TC、LDL-C 和 TG（分别为 17%～32%、22%～45%、6%～20%），升高 HDL-C（8%～13%）。应用剂量为每天 10～40 mg，晚上顿服或每日分两次口服。

④ 氟伐他汀（fluvastatin）：可降低胆固醇，升高 HDL-C，口服 40～80 mg/d，傍晚或睡前顿服。

⑤ 阿托伐他汀（atorvastatin）：阿托伐他汀有较强的降低血 LDL-C 的作用。一般剂量为 10～40 mg/d，国外最大剂量为 80 mg/d。

(2) 贝特类

贝特类亦称苯氧芳酸类药物，此类药物通过激活过氧化物酶增生体活化受体 α，刺激脂蛋白脂酶、apo AⅠ 和 apo AⅡ 基因的表达，以及抑制 apo CⅢ 基因的表达，增强 LPL 的脂解活性，有利于去除血液循环中富含 TG 的脂蛋白，降低血浆 TG 和提高 HDL-C 水平，促进胆固醇的逆向转运，并使 LDL 亚型由小而致密颗粒向大而疏松颗粒转变。

临床上可供选择的贝特类药物有：非诺贝特（片剂 0.1 g，3 次/日；微粒化胶囊 0.2 g，1 次/日）；苯扎贝特 0.2 g，3 次/日；吉非贝齐 0.6 g，2 次/日。贝特类药物平均可使 TC 降低 6%～15%，LDL-C 降低 5%～20%，TG 降低 20%～50%，HDL-C

升高10%～20%。其适应证为高甘油三酯血症或以TG升高为主的混合型高脂血症和低高密度脂蛋白血症。

此类药物的常见不良反应为消化不良、胆石症等，也可引起肝酶升高和肌病。绝对禁忌证为严重肾病和严重肝病。吉非贝齐虽有明显的调脂疗效，但安全性不如其他贝特类药物。由于贝特类单用或与他汀类合用时也可发生肌病，应用贝特类药时必须监测肝酶与肌酶。

(3) 胆酸螯合剂

该类药物在临床上应用已有40余年历史，为阴离子交换树脂。降脂机制为：A. 在肠道和胆酸结合，使胆酸经肠道排泄增多。B. 促进肝细胞以胆固醇作为原料合成胆酸。C. 降低肝细胞内胆固醇浓度，增加LDL受体活性。可使TC降低20%～30%，对TG无明显作用，甚至有升高TG作用，并能降低冠心病发病率或死亡率。

该药物对杂合子型家族性高胆固醇血症、家族性混合型高脂血症和常见的高胆固醇血症有效。常用的药物有以下两种。

① 考来烯胺（cholestyramine）：用量为每日4～5g，分3次口服，以后逐渐增加（1～3个月内最大剂量可增至20～40 g/d）。副作用多且常见，包括恶心、腹胀和便秘，进食纤维素多可缓解。该药可干扰脂溶性维生素和地高辛、甲状腺素及噻嗪类利尿剂的吸收。鉴于考来烯胺用量大，价格贵，副作用多，以及目前又有更好的降胆固醇药物可供选择，故临床上已很少使用。

② 考来替泊（colestipol）：剂量、药效和副作用与考来烯胺相似，而价格较便宜。

(4) 烟酸（属B族维生素）

当用量超过作为维生素作用的剂量时，可有明显的降脂作用。烟酸的降脂作用机制尚不十分明确，可能与抑制脂肪组织脂解和减少肝中VLDL合成和分泌有关。已知烟酸增加apo AⅠ和apo AⅡ的合成。

烟酸有速释剂和缓释剂两种剂型。速释剂不良反应明显，一般难以耐受，现多已不用。缓释型烟酸片不良反应明显减轻，较易耐受，轻中度糖尿病患者坚持服用，也未见明显不利作用。烟酸缓释片常用量为 $1\sim2\,g$，1 次/日。一般临床上建议，开始用量为 $0.375\sim0.5\,g/d$，睡前服用；4 周后增量至 $1\,g/d$，逐渐增至最大剂量 $2\,g/d$。烟酸可使 TC 降低 5%~20%，LDL-C 降低 5%~25%，TG 降低 20%~50%，HDL-C 升高 15%~35%。适用于高甘油三酯血症，低高密度脂蛋白血症或以 TG 升高为主的混合型高脂血症。

烟酸的常见不良反应有颜面潮红、高血糖、高尿酸（或痛风）、上消化道不适等。这类药物的绝对禁忌证为活动性肝炎和严重痛风；相对禁忌证为溃疡病、慢性肝病和高尿酸血症。缓释型制剂的不良反应轻，易耐受。

(5) 胆固醇吸收抑制剂

胆固醇吸收抑制剂依折麦布（ezetimibe）通过与小肠壁上特异的转运蛋白 NPC1L1 结合，选择性地强效抑制小肠胆固醇和植物甾醇的吸收。依折麦布不通过细胞色素 P450 同工酶代谢，与临床上广泛应用的他汀类、吉非贝齐、非诺贝特等在药代动力学上无显著的相互作用。依折麦布推荐的口服剂量为 $10\,mg/d$。有研究证实，依折麦布与最低剂量他汀类药物联用时的降 LDL-C 疗效相当于各种他汀类药物单药最高剂量的疗效。

(五) 特殊治疗

包括血浆层析交换、回肠旁路术、肝移植和基因治疗等，适用于严重高胆固醇血症患者。但费用昂贵且又是创伤性操作，故不能普遍推广。

三、特殊人群的血脂异常治疗

(一) 急性冠状动脉综合征时的降脂治疗

因急性冠状动脉综合征或行 PCI 收入院治疗的患者，应在住院后立即或24h内进行血脂测定,并以此作为治疗的参考值。急性冠状动脉综合征属于极高危,无论患者的基线TC和LDL-C值是多少,都应尽早给予他汀类药物治疗。原已服用降脂药物者,发生急性冠状动脉综合征时不必中止降脂治疗,除非出现禁忌证。急性冠状动脉综合征时,他汀类药物的剂量可以较大,如无安全性方面的不利因素,可使LDL-C降至＜2.07 mmol/L (80 mg/dl)或较原有基线水平降低40%以上。在住院期间开始药物治疗有明显的益处:调动患者坚持降脂治疗的积极性,使医生和患者自己更重视出院后的长期降脂治疗。

(二) 难治性高胆固醇血症的降脂治疗

混合型血脂异常和严重的高低密度脂蛋白血症是常见的血脂异常类型,治疗上使用一种降脂药难以使血脂水平满意达标,常需要联合作用机制不同的降脂药物。联合降脂药物治疗的优点为:① 当一部分患者使用单一降脂药物不能达标时,联合用药可提高血脂水平的达标率。② 联合用药充分发挥药物互补协同作用,有利于全面调整血脂异常。③ 避免增大一种药物剂量而产生不良反应。

1. 高低密度脂蛋白血症伴高甘油三酯血症患者

LDL-C水平达标是首要的治疗目标,然后根据TG水平来选择治疗措施,即逐渐增加他汀类药物剂量以进一步降低LDL-C和使非HDL C达标,然后加用另一种降脂药以降低TG。如LDL-C已降至其目标水平,但TG水平＞5.65 mmol/L (500 mg/dl),通常需要小心加用一种烟酸或贝特类药物以尽快降低TG。如患者血清TG水平＞2.26 mmol/L (200 mg/dl),但＜3.39 mmol/L (300 mg/dl),可鼓励患者积极控制饮食、增加体力活动以及减轻体重等,或增加他汀类药物剂量以进一步降低LDL-C水平,可使非HDL-C达标。

2. 高LDL-C伴显著低HDL-C患者

LDL-C仍为达标的首要目标,在此基础上根据HDL-C水平首先以生活方式改变为主，必要时合用可升高 HDL-C 的贝特类或烟酸类药物，特别是存在代谢综合征时。

他汀类与贝特类或烟酸类药物合用有增加肌病的危险，应特别注意安全性。他汀类与贝特类药物合用时以非诺贝特为首选，以小剂量开始，在安全性监测下逐步调整剂量。

（鲍晓梅　陆国平）

参考文献

1. Maron DJ, Fazio S, Linton MF. Current perspectives on statins. Circulation, 2000, 101: 207-213.
2. Heart protection study collaborative group. MRC/BHV Heart Protection Study of cholesterol lowering with simvastatin in 20536 high-risk individuals: a randomized placebo-controlled trial. Lancet, 2002, 360: 7-22.
3. Sever PS, Dahlof B, Poulter NR, et al, for the ASCOT Investigators. Prevention of coronary and stroke events with atorvastatin in hypertensive patients who have average or lower-than-average cholesterol concentrations, in the Anglo-Scandinavian Cardiac Outcomes Trial-Lipid Lowering Arm (ASCOT-LLA): a multicentre randomized controlled trial. Lancet, 2003, 361: 1149-1158.
4. Athyros VG, Papageogion AA, Mercouris BR, et al. Treatment with atorvastatin to the National Cholesterol Educational Program goal versus 'usual' care in secondary coronary heart disease prevention. The GREek Atorvastatin and Coronary-heart-disease Evaluation (GREACE) study. Curr Med Res Opin, 2002, 18: 220-228.
5. Expert panel on detection, evaluation, and treatment of high blood cholesterol in adults. Executive summary of the third report of the national cholesterol education program (NCEP), Expert panel on detection, evaluation, and treatment of high blood cholesterol in adults (Adult Treatment Panel Ⅲ). JAMA, 2001, 285: 2486-2497.
6. Colhoun HM, Thomason MJ, Mackness MI, et al, and the CARDS In-

vestigators. Design of the Collaborative Atorvastatin Diabetes Study (CARDS) in patients with Type 2 diabetes. Diabet Med, 2002, 19: 201-211.
7. Cannon CP, Braunwald E, McCabe CH, et al. Intensive versus moderate lipid lowering with statins after acute coronary syndromes. N Engl J Med, 2004, 350: 1495-1504.
8. Nissen SE, Tuzcu EM, Schoenhagen P, et al. Effect of intensive compared with moderate lipid-lowering therapy on progression of coronary atherosclerosis. JAMA, 2004, 291: 1071-1080.
9. 赵水平, 王钟林, 陆宗良. 临床血脂学. 长沙: 湖南科学技术出版社, 1997.
10. 中国成人血脂异常防治指南制订联合委员会. 中国成人血脂异常防治指南. 中华心血管病杂志, 2007, 35 (5): 390-419.

第五章 高血压患者血脂异常的调脂实践

要点：

- 高胆固醇血症、高血压二者并存时对冠心病发病危险性的作用不是单纯的叠加效应，而是协同效应或乘积效应。
- 同时治疗高血压和高胆固醇血症可有更多临床获益。在采用相同降低胆固醇方案时，以氨氯地平为基础的降压方案的临床获益显著高于以阿替洛尔为基础的降压方案。
- 同时降压、降胆固醇治疗时，阿托伐他汀降胆固醇早比晚获益更多。
- 大部分高血压患者合并 1~3 个危险因素，其 LDL-C 应＜130 mg/dl 或 100 mg/dl。

一、高血压、高胆固醇与心脑血管疾病

（一）高血压与心脑血管疾病

流行病学调查显示，美国约有 70 000 000 心血管病患者，其中 65 000 000 人同时伴有高血压，13 000 000 人伴有冠心病，55 000 000 人有卒中史，50 000 000 人有心力衰竭史。高血压促进动脉粥样硬化进展，引起左室肥厚，导致冠状动脉储备下降及缺血性心血管事件发生。约 50% 的心血管疾病事件以及 65%~70% 的卒中事件是由于血压控制不良所导致的。

高血压是冠心病的独立危险因素，高血压患者冠心病的危险性是血压正常者的 2~5 倍。在 Framingham 研究、多危险因

素干预试验（multiple risk factory intervention trial，MRFIT）以及以后的多项前瞻性研究中已证实，血压水平与心血管发病呈连续的、逐步升高的、密切的关联，即血压水平越高，冠状动脉病变程度越重，相应的冠心病事件发生率也越高。降压治疗可使冠心病的发生率降低15%。高血压长期未治疗者50%死于冠心病，且与血压升高程度呈正相关。Framingham对男性收缩压的研究中，按40岁、50岁、60岁和70岁4个年龄段分组，收缩压水平分为105 mmHg、120 mmHg、135 mmHg、150 mmHg、165 mmHg、180 mmHg和195 mmHg七组，结果发现，在各年龄组，冠心病发病率随收缩压升高而增加。对于超过50岁的受试者，冠心病的发生率随收缩压上升得更为明显，如其收缩压分别达到150 mmHg和180 mmHg时，冠心病的发生较收缩压<120 mmHg时分别增加了2倍和3倍。因此，加强高血压的治疗对预防心血管疾病具有重要意义。

高血压也是除了年龄之外最强的卒中危险因素，收缩压、舒张压和脉压的增加都显著增加卒中的发生率。Framingham研究证实，经年龄校正后，男、女性高血压患者的卒中发生率分别是非高血压患者的3.1倍和2.9倍。目前已有充分的循证医学证据证实，降压治疗使血压达标在脑卒中一级和二级预防中的明确作用，收缩压下降10 mmHg或舒张压下降5 mmHg，脑卒中危险会下降41%～44%。因此，控制高血压是脑卒中防治的首要基本策略。

有效降压治疗能显著降低高血压患者的心脑血管疾病风险。对61个临床试验的Meta分析显示，100万名基线无心血管疾病的成年患者中，血压水平（最低为115/75 mmHg）同致死性冠心病、致死性卒中及总体死亡率直接相关。40～69岁的患者中，收缩压每降低20 mmHg或舒张压每降低10 mmHg，可显著减少致死性卒中的相对危险度（危险比：0.36～0.43）以及致死性冠心病的相对危险度（危险比：0.49～0.54），总死亡率下降超过50%。

(二)高胆固醇血症与心脑血管疾病

早在20世纪30年代,就发现胆固醇与动脉粥样硬化疾病存在密切关系。大量流行病学研究结果表明,高胆固醇血症在动脉粥样硬化的发生和发展中起着很重要的作用,与人群中冠心病的患病率和死亡率呈显著正相关,总胆固醇(total cholesterol,TC)水平升高1%,冠心病危险性将增加2%。

美国Framingham研究显示,TC高于7.8 mmol/L(300 mg/dl)者中,90%的患者可发生冠心病,绝大多数患者TC为5.2~7.0 mmol/L(200~270 mg/dl),TC≥8.0 mmol/L(310 mg/dl)者比TC<4.9 mmol/L(190 mg/dl)者冠心病的危险性增加7倍。MRFIT研究发现,TC水平与冠心病死亡率和危险性有密切的关系,且TC水平与发生冠心病的危险性构成一条连续的曲线。因此,即使TC水平低于5.2 mmol/L(200 mg/dl)者,冠心病的危险仍随TC水平上升而轻度增高;只是TC超过5.2 mmol/L(200 mg/dl)以后,发生冠心病的危险性随TC水平上升而升高得更为明显,如TC水平分别达到6.5 mmol/L(250 mg/dl)和7.8 mmol/L(300 mg/dl)时,发生冠心病的危险性较TC为5.2 mmol/L(200 mg/dl)时分别增加了2倍和4倍。因此,TC水平升高是导致冠心病死亡率增高的最重要的单一危险因素,TC与冠心病的关系并非为一种阈值性关系,而是一种连续性逐渐加强的关系。

此外,关于TC与缺血性心脏病死亡率相关性的61项前瞻性观察研究的分析显示:冠心病的危险性随着年龄的增长而升高,年龄是冠心病的重要危险因素。而在各年龄组中,TC水平与冠心病死亡高度相关,在40~49岁、50~59岁、60~69岁、70~79岁、80~89岁的人群中,TC水平每降低1 mmol/L,缺血性心脏病死亡率分别降低56%、42%、28%、18%、15%,随年龄的升高,危险降低幅度减小,因此,应积极筛查并控制高胆固醇血症，尤其对于中年患者，将更有利于降低冠心病的发病率和死亡率。

针对我国流行病学资料的研究表明：我国人群血清TC水平增高不仅增加冠心病发病危险，也增加缺血性脑卒中发病危险。监测资料和多个队列随访资料均表明我国缺血性脑卒中事件发病率约为冠心病事件的2倍以上，说明如果照搬西方人群仅靠冠心病发病危险作为衡量个体或群体存在的心血管病综合危险是不合适的。为了更为恰当地反映血脂异常对我国人群健康的潜在危害，我国学者提出用"缺血性心血管病（冠心病和缺血性脑卒中）"危险，来反映血脂异常及其他心血管病发病危险因素的综合致病危险。与仅使用冠心病发病危险相比，这一新指标使得高胆固醇血症对我国人群心血管绝对危险的估计值上升至原来的3~5倍，更恰当地显示了血清胆固醇升高对我国人群的潜在危险。

有研究认为，降低血胆固醇，缺血性脑卒中的相对危险性下降，而出血性脑卒中危险性却相对增加。但现有临床随机研究结果并未证实这一观点。Law等研究中发生出血性卒中患者所占比例相对较小（149例出血性卒中，1204例栓塞性卒中，1966例不明原因卒中），相关95%可信区间范围也相对较宽，因此有研究认为单这一研究的结果并不能提供有用信息，也无法解释队列研究中出血性卒中发生率增加这一结果，但队列研究的结果也可能由偏差引起。综合来讲，现有研究尚未对使用他汀类药物与出血性卒中的发生之间是否存在关联得出明确的结论，两者相互间的机制也尚未明了。对已有心血管疾病或相关危险的患者，目前仍建议积极使用他汀类药物进行预防，因为相对尚未肯定的出血性卒中发生风险而言，已得到确认的他汀类药物对冠心病及血栓栓塞性卒中的有益作用显得更为重要。然而，对于有出血性卒中发生风险的患者，目前仍建议谨慎使用他汀类药物治疗。

（三）高血压与高胆固醇血症协同效应

大规模的前瞻性研究如 Framingham、MRFIT 等研究显示，随着心血管危险因素的增加，发生冠心病的危险将成倍地增加。冠心病的发生很少取决于单一因素，而是多危险因素协同作用的结果，多个危险因素相互作用的综合危险远远高于单一危险因素的作用。

高胆固醇血症、高血压二者并存时对冠心病发病的作用不是单纯的叠加效应，而是协同效应或乘积效应。Neaton JD 对 316 099 例患者的研究显示：TC＞245 mg/dl 而收缩压＜118 mmHg 的单纯高胆固醇血症患者冠心病年死亡率为 1.2‰；收缩压＞142 mmHg 而 TC＜182 mg/dl 的单纯高收缩压患者的冠心病年死亡率为 1.4‰；当 TC＞245 mg/dl 和收缩压＞142 mmHg 两者合并存在时，冠心病的年死亡率上升至 3.4‰，是收缩压＜118 mmHg 且 TC＜182 mg/dl 者的 11 倍。

高胆固醇血症、高血压在冠心病发生中的协同作用可能是通过几个直接和间接的机制实现的。内皮损伤学说或氧化低密度脂蛋白内皮损伤学说可能是其导致胆固醇在动脉壁沉积的始动机制。近期研究发现内皮细胞可通过产生氧化亚氮（一氧化氮，nitrogen oxide，NO）和血管紧张素-Ⅱ（Angiotensin-Ⅱ，AT-Ⅱ）来维持血流动力学的稳定和影响冠心病的进程。内皮功能失调可打破血管紧张素与 NO 之间的平衡状态。在有高血压、高胆固醇血症、吸烟等多种危险因素存在的人群中，这种平衡的破坏则会加速，从而促进冠心病的发生。另外，内皮功能失调可促进某些特定的炎症复合物的产生而导致冠心病急性事件的发生。

高胆固醇血症时，氧化低密度脂蛋白的积聚可以激发血管壁的炎症反应，从而促进粥样硬化的发生。高血压患者多伴有肾素-血管紧张素系统活性增加，血管紧张素-Ⅱ水平的上调与氧化应激的发生有关，因而在动脉粥样硬化形成的早期起了重要的作用。肾素-血管紧张素系统也能够通过促进黏附分子、生长因子、趋化因子的表达,而增加炎症反应在动脉粥样硬化形成中的作用。

总之,冠心病是一个多危险因素共同作用而导致的疾病,高胆固醇血症、高血压是冠心病发病的两个最主要的危险因素。二者并存时对冠心病发病危险性的作用不是单纯的叠加效应,而是协同效应或乘积效应。同样,危险因素的干预对于心血管疾病的防治也并非是单纯的叠加效应,研究表明,当血压降低10%,同时血清总胆固醇降低10%时,心血管疾病的发生率可以降低45%。认识到这一点,将有利于我们更加全面地评价冠心病的危险因素,有效地制订冠心病的防治策略,具有重要的临床意义。

二、高血压患者血脂异常调脂治疗的循证医学证据

(一) ASCOT 研究背景

ASCOT(Anglo-Scandinavian cardiac outcome trial)是迄今欧洲进行的最大规模的高血压临床试验,是第一个针对高血压患者降脂治疗的前瞻性临床试验,具有里程碑式的意义。其目的是评价以长效钙通道阻滞剂(CCB)氨氯地平(amlodipine,络活喜)为基础,必要时联合使用血管紧张素转换酶抑制剂(ACEI)培哚普利(perindopril,雅施达)的优化降压方案,能否避免以β受体阻滞剂(阿替洛尔)为基础,必要时联合使用噻嗪类利尿剂(苄氟噻嗪)的降压方案对糖脂代谢的不利影响,从而提供更多的心脏保护作用,预防冠心病事件和减少其他血管事件,ASCOT的降压部分试验是在英国和瑞典由研究者经过多年酝酿和努力发起、设计和主导的前瞻性、国际多中心、随机、开放、双盲终点试验,采用"PROBE"(prospective、randomized、open、blinded、endpoint)研究设计,是一项随机对照观察降压、降胆固醇对预防冠心病及其他血管事件效果的析因设计多中心研究。试验严格导入研究分析,防止一定程度

不协调、有倾向性的结局。

(二) ASCOT 试验方法

此研究为随机、双盲、安慰剂对照临床试验，入选自 1998 年 2 月至 2000 年 5 月 19 257 例尚未发生心脑血管事件，同时伴有 3 个或 3 个以上危险因素的高血压患者，随机分为两组：氨氯地平＋培哚普利组 9639 例，阿替洛尔＋苄氟噻嗪组 9618 例。

氨氯地平＋培哚普利组：氨氯地平 5～10 mg/d，如血压未达标（一般高血压患者＜140/90 mmHg，糖尿病患者＜130/80 mmHg）可加培哚普利 4～8 mg/d，血压仍未达标者均可加多沙唑嗪控释片 4～8 mg/d，还可加莫索尼定/螺内酯。阿替洛尔＋苄氟噻嗪组：阿替洛尔 50～100 mg/d，如血压未达标（一般高血压患者＜140/90 mmHg，糖尿病患者＜130/80 mmHg）加苄氟噻嗪 1.25～2.5 mg/d；血压仍未达标者均可加多沙唑嗪控释片 4～8 mg/d，还可加莫索尼定/螺内酯。

血压观察部分的研究由于结果差异显著，决定提前结束。并进一步对上述两组中 10 305 例总胆固醇≤6.5 mmol/L（250 mg/dl），即胆固醇无明显基线水平升高的患者用双盲法分成两组继续进行观察，分别给予阿托伐他汀（10 mg/d）调脂治疗（5168 例）和安慰剂（5137 例），平均随访 3.3 年，比较在总胆固醇≤6.5 mmol/L（250 mg/dl）的高血压患者他汀类药物（阿托伐他汀）与安慰剂相比对非致死性心肌梗死和致死性冠心病联合终点的作用。

(三) ASCOT 研究结果与结论

ASCOT 研究的降压部分（Anglo-Scandinavian cardiac outcomes trial-blood pressure lowering arm，ASCOT-BPLA），以氨氯地平为基础和以阿替洛尔为基础治疗的两组患者平均使用抗高血压药物的数目分别为 2.2 和 2.3，最终需联合用药者在两组分别为 85% 和 91%，这说明大多数高血压患者需联合使用抗高血压药物。经治疗，两组血压均显著下降，以氨氯地平为基础组下降 27.5/17.7 mmHg，以阿替洛尔为基础组下降 25.7/15.6 mmHg，阿替洛尔组控制血压较为困难，尤其在试验早期。

与阿替洛尔组相比，氨氯地平组主要终点事件——非致死性心肌梗死＋致死性冠心病发生率降低10%；致死和非致死性脑卒中发生率降低23%；心力衰竭发生率降低16%。因严重不良事件终止治疗的比例氨氯地平＋培哚普利组显著低于阿替洛尔＋苄氟噻嗪组（2% *vs.* 3%，$P<0.0001$）。

ASCOT降脂分支研究（Anglo-Scandinavian cardiac outcomes trial-lipid lowering arm，ASCOT-LLA）显示，降压联合降脂治疗较仅降压治疗使主要终点——致死性冠心病和非致死性心肌梗死的发生率显著降低36%，使次要终点脑卒中的发生率也显著降低27%。ASCOT-LLA有力地证明，高血压患者在积极控制血压的基础上加用阿托伐他汀降脂治疗能进一步显著降低心肌梗死和卒中的风险，估计同时降压、降脂可使冠状动脉事件发生率下降46%，脑卒中发生率下降55%。可见，对于高血压患者的心血管疾病进行预防干预，即使血脂不高也需降脂治疗，在控制血压的同时加用调脂治疗能够得到额外的益处，是很有必要的。而且研究发现，接受阿托伐他汀降脂治疗的患者的低密度脂蛋白（LDL-C）较安慰剂组下降了45%，同时冠心病的发生率的绝对值下降了1.5%，这也再一次证明了LDL-C水平降低与心血管事件减少密切相关。

同时，针对ASCOT的降脂分支分析结果显示：与氨氯地平为基础降压方案＋安慰剂（单用氨氯地平为基础降压治疗）比较，氨氯地平为基础降压方案＋阿托伐他汀组的主要终点（致死性冠心病和非致死性心肌梗死）下降53%；与阿替洛尔为基础降压方案＋安慰剂（单用阿替洛尔为基础降压治疗）比较，阿替洛尔为基础降压方案＋阿托伐他汀组主要终点（致死性冠心病和非致死性心肌梗死）仅下降16%。在脑卒中方面，与氨氯地平为基础降压方案＋安慰剂（单用氨氯地平为基础降压治疗）比较，氨氯地平为基础降压方案＋阿托伐他汀组脑卒中发生率下降了31%；与阿替洛尔为基础降压治疗＋安慰剂（单用阿替洛尔为基础降压治疗）比较，阿替洛尔为基础降压方案＋阿托伐他汀组下降了24%。该分支分析提示我们，如果降胆固醇方案相同，氨氯地平为基础的降压方案的临床获益显著高于阿替洛尔为基础的降压方案，将成为高血压治疗的现代策略。

ASCOT的降脂分支分析发现：CCB（氨氯地平）±ACEI（培哚普利）的降压方案联合阿托伐他汀的效果明显优于β受体阻滞剂（阿替洛尔）±利尿剂（苄氟噻嗪）的降压方案加安慰剂（不联合阿托伐他汀），与后者相比，前者使致死性冠心病和非致死性心肌梗死相对危险降低了48%，致死和非致死性脑卒中方面的相对危险下降了44%。可见，不同的高血压综合危险控制策略，其获益是不同的。以氨氯地平为基础的降压治疗联合阿托伐他汀的高血压综合危险控制策略对心血管预后的改善具有明显作用。

与高血压患者不降压也不降脂治疗比较，同时降压（不同方案），降胆固醇（方案相同）对冠状动脉和卒中事件的联合效应是：氨氯地平为基础的降压方案，同时降胆固醇，其冠状动脉事件发生率可下降64%，卒中事件发生率可下降65%；阿替洛尔为基础的降压方案，同时降胆固醇，其冠状动脉事件发生率可下降30%，卒中事件发生率可下降55%。显然，氨氯地平为基础的降压方案，同时降胆固醇，其临床获益更大。

ASCOT-LLA研究在随访3.3年后，除原治疗组继续接受阿托伐他汀治疗外，研究者随后也给予了原安慰剂组的患者阿托伐他汀（10 mg/d）治疗，并进行为期2.2年的延长期随访，此项研究被称为ASCOT-LLA延长期研究。研究结果显示，原阿托伐他汀治疗组患者与原安慰剂组后来接受阿托伐他汀治疗者相比，致死性冠心病和非致死性心肌梗死发生率仍下降36%，致死性或非致死性脑卒中发生率仍保持23%的显著降低。这说明，对于尚未发生心脑血管疾病的高血压患者，为预防心脑血管疾病的发生，他汀类药物越早加用，越早获益。

（四）ASCOT 临床意义及思考

ASCOT 得出的数据首次表明，选择适当的降血压药与他汀类降血脂药合用，对某些心脑血管病的预防有重要意义；高血压患者从发病开始起就选用正确的药物组合，可以使高血压引起的心脑血管病的危险性降至最低。

ASCOT 进一步丰富和积累了长效 CCB 氨氯地平相关临床应用安全性、降压疗效和显著减少心血管事件与死亡的证据。鉴于氨氯地平降血压疗效确切，降压质量高和降压达标相对较快，对于无心肌梗死或心力衰竭、类似 ASCOT 纳入人群的大量中等程度心血管危险的高血压患者，氨氯地平可作为首先启动使用的抗高血压药物。

ASCOT 中的两种药物组合均为欧洲及中国高血压指南提倡的组合方式，为什么会在高血压长期治疗中出现降压幅度和心血管终点事件降低程度如此大的不同？这可能与氨氯地平＋培哚普利组合在降压机制上、改善代谢上的益处及抗动脉粥样硬化作用均优于阿替洛尔＋苄氟噻嗪有关。这些药物的优势效应叠加，强化了器官的保护效应，使患者获益更多。

西方国家，每 50 000 000 人口中约有 8 000 000 人因高血压接受治疗，根据 ASCOT 的结果，如果其中半数改用氨氯地平＋培哚普利，治疗 5 年半，可能减少 100 000 例心血管事件和血运重建术、40 000 例脑卒中事件、35 000 例心血管疾病死亡和 90 000 例新发糖尿病。这些庞大的数字可能依然低估了 ASCOT 的潜在影响，如果考虑到目前尚有另外 8 000 000 高血压患者未诊断、未治疗，ASCOT 结果的获益可能再次增倍。

ASCOT 最新亚组研究——CAFE（conduit artery function evaluation）的结果证明，在降低中心动脉压与脉压方面氨氯地平与培哚普利组合优于阿替洛尔与噻嗪类利尿剂组合，这可以解释两种组合脉压相似，但氨氯地平与培哚普利组合在减低心血管事件方面优于阿替洛尔与噻嗪类利尿剂组合的原因。

综上所述,ASCOT 是第一个在真正意义上对比新组合(氨氯地平±培哚普利)和传统组合(阿替洛尔±噻嗪类利尿剂)的研究,并充分显示,在所有心血管终点、全因病死率和新发糖尿病方面,氨氯地平±培哚普利治疗优于阿替洛尔±苄氟噻嗪治疗;对大多数患者,氨氯地平±培哚普利治疗优于阿替洛尔±苄氟噻嗪治疗;对于即使按照传统标准血胆固醇水平正常或轻度升高的高血压患者,氨氯地平±培哚普利合并阿托伐他汀(10 mg/d)治疗不但显著降低致死性冠心病和非致死性心肌梗死发生率,而且显著减少脑卒中发生率。

三、高血压患者血脂异常的治疗及调脂目标

(一)针对高血压的治疗

血压控制达标是降低心血管事件发生率和病死率的关键。在一定的范围内,降压治疗所能达到的血压水平越低,总的心脑血管事件的风险降低越显著。

根据已有的临床资料,使用的抗高血压药物单独治疗所能获得降压达标率不足 50%,超过 60% 的高血压患者需要至少 2 种以上的抗高血压药物联合治疗才能达到血压控制目标。在 ASCOT 研究中,分别仅有 15% 和 9% 的高血压患者在接受单一 CCB 或 β 受体阻滞剂治疗后达到血压控制目标。

2007 年《欧洲高血压指南》强调了降压达标对高血压患者,尤其是高危高血压患者临床转归的重要性,并进一步明确了存在 1 种以上亚临床器官损害(左心室肥厚、颈动脉粥样硬化、动脉弹性减退、中度肌酐升高、抗表皮生长因子受体或肌酐清除率降低、微量白蛋白尿/蛋白尿)、糖尿病、代谢综合征或确定的心血管疾病的患者,即高危或极高危的患者,只要血压>120/80 mmHg,就应将联合抗高血压药物治疗作为降压的初始治疗策略。

联合抗高血压药物治疗的优势在于：① 不同类型降压药物的药理作用协同或互补，干预多种升压机制，能够以分别较小的剂量获得与单一药物加倍剂量相似或更大的降压幅度，因而大大提高抗高血压药物治疗的降压达标率。在多个抗高血压药物的临床试验中，对轻中度（1级和2级）高血压患者，联合抗高血压药物的降压达标率均达到70%以上；即使对重度（3级）高血压患者，亦能获得更好的疗效，降压幅度更大，血压控制的达标率更高。② 减轻因单药剂量过大所导致的与剂量相关的药物不良反应，或某种药物特定的不良反应被另一种药物不同的药理特性得以纠正，长期接受治疗的安全性和依从性显著提高。③ 兼顾患者存在的多种危险因素和相关疾病，有利于个体化治疗。④ 不同类型降压药物的组合、剂量的调整以及长效与短效药物的搭配，有利于达到平稳且持久的降压效果。

联合降压药物治疗应成为普遍适用的初始抗高血压药物治疗临床策略。已有的循证医学证据表明，对高血压患者的预后改善，钙通道阻滞剂＋ACEI或血管紧张素受体拮抗剂（ARB）是较好的联合抗高血压药物治疗方案。

钙通道阻滞剂被该指南推荐为可与ACEI、ARB、β受体阻滞剂和利尿剂联合的基础用药。钙离子在去甲肾上腺素、血管紧张素Ⅱ、内皮素及其他各种神经体液因素作用下，经过血管平滑肌细胞膜上的钙通道（主要是L型钙通道）进入细胞内，完成血管平滑肌细胞兴奋-收缩偶联，刺激血管平滑肌细胞收缩。钙通道阻滞剂直接阻断细胞膜上的钙通道，抑制钙离子内流，显著削弱了血管平滑肌细胞兴奋-收缩偶联，从而大大降低血管张力，使得血压下降。因此，钙通道阻滞剂对各种高血压患者包括老年单纯收缩期高血压和低肾素活性高血压均有显著疗效，高钠摄入及嗜酒亦不影响钙通道阻滞剂的降压效果。但是，当舒张压水平较低时，使用CCB时要慎重。不同CCB可能存在明显的异质性，因此应合理选择有明确循证医学证据的长效 CCB。

而肾素血管紧张素系统抑制剂（包括 ACEI 和 ARB）通过抑制血管紧张素 Ⅱ 的作用，首先能显著降低血压，与此同时，还能显著抑制血管和心、脑、肾重要脏器的结构重塑及其功能变化，减轻胰岛素抵抗，改善代谢综合征，预防新发糖尿病，在长期抗高血压治疗中，发挥降压以外的治疗获益。2007 年《欧洲高血压指南》尤其强调了 ACEI 和 ARB 在已经合并存在明确的心血管疾病、糖尿病、代谢综合征以及亚临床器官损害的高血压患者中使用的重要性。

（二）高血压患者血脂异常的生活方式治疗

饮食治疗和改善生活方式是高血压患者血脂异常治疗的基础。所有血脂异常患者应当采用治疗性生活方式改变（therapeutic life-style change，TLC），近年的临床干预试验表明，恰当的生活方式改变对多数血脂异常者能起到与降脂药相近的治疗效果，在有效控制血脂的同时可以有效减少心血管事件的发生。

1. TLC 的主要内容

（1）减少饱和脂肪酸和胆固醇的摄入。

（2）选择能够降低 LDL-C 的食物（如植物甾醇、可溶性纤维）。

（3）减轻体重。

（4）增加有规律的体力活动。

（5）采取针对其他心血管危险因素的措施如戒烟、限盐以降低血压等。

2. 健康生活方式的评价

饮食治疗的前 3 个月优先考虑降低 LDL-C。因此，在首诊时医生应通过询问和检查以了解患者在以下几方面是否存在问题：

（1）是否进食过多的升高 LDL-C 的食物。

（2）是否肥胖。

（3）是否缺少体力活动。

(4) 如肥胖或缺少体力活动，是否有代谢综合征。

3. TLC实施方案

首诊时 TLC 的措施主要是减少摄入饱和脂肪酸和胆固醇，鼓励开始轻、中度的体力活动。

在 TLC 进行约6～8周后，应监测患者的血脂水平，如果已达标或有明显改善，应继续进行 TLC。否则，可通过如下手段来强化降脂。首先，对膳食治疗再强化；其次，选用能降低 LDL-C 的植物固醇；也可以通过选择食物来增加膳食纤维的摄入，含膳食纤维高的食物主要包括：全谷类食物、水果、蔬菜、各种豆类。

TLC 再进行约6～8周后，应再次监测患者的血脂水平，如已达标，继续保持强化 TLC。如血脂继续向目标方向改善，仍应继续 TLC，不应启动药物治疗。如检测结果表明不可能仅靠 TLC 达标，应考虑加用药物治疗。

在达到满意疗效后，定期监测患者的依从性。在 TLC 的第1年，大约每4～6个月应随诊1次，以后每6～12个月随诊1次。

（三）高血压血脂异常的治疗目标

美国国家胆固醇教育计划（national cholesterol education program，NCEP）成人治疗组第三次报告（adult treatment panel Ⅲ，ATPⅢ）的补充报告建议：高血压患者的 LDL-C 目标值应<3.4 mmol/L（130 mg/dl），将目标值定为<2.6 mmol/L（100 mg/dl）也是一种治疗的选择，若患者基线 LDL-C 在2.6～3.4 mmol/L 之间，则可考虑后一目标值。

LDL-C<2.6 mmol/L（100 mg/dl）是高危患者至少应达到的目标值。从 LDL-C 为2.6 mmol/L（100 mg/dl）开始再下降30%，可使冠心病的相对危险进一步降低20%～30%。因此，就绝对危险度而言，将高危患者 LDL-C 降至<1.81 mmol/L（70 mg/dl）较<2.6 mmol/L（100 mg/dl）可能更理想。中危患者（2个或2个以上危险因素且10年发生冠心病风险<10%）LDL-C 目标值

应<3.4 mmol/L（130 mg/dl），低危患者（无或 1 个危险因素）LDL-C 目标值应<4.1 mmol/L（160 mg/dl）。

2007 年欧洲高血压学会（European Society of Hypertension，ESH）和欧洲心脏病学会（European Society of Cardiology，ESC）工作组共同起草的新版《高血压防治指南》中，关于高血压患者的降脂治疗指出，所有高血压患者虽无心血管疾病，但属于心血管病高危人群，则不论其基线总胆固醇或 LDL-C 是否升高，均应考虑进行他汀类药物治疗。所有高血压患者若伴有已发心血管疾病或 2 型糖尿病，应考虑使用他汀类药物控制总胆固醇和 LDL-C（TC<4.5 mmol/L，LDL-C<2.5 mmol/L）。

2007 年《中国成人血脂异常防治指南》指出，高血压等同于缺血性心血管病的任何其他 3 个危险因素的集合，若高血压患者 LDL-C≥160 mg/dl，或其 LDL-C 在 130～159 mg/dl 且伴有另一危险因素，则属于中危人群，LDL-C 的治疗目标值应<130 mg/dl；若高血压患者 LDL-C≥160 mg/dl，伴有另一危险因素，则属于高危人群，LDL-C 的治疗目标值应<100 mg/dl（表 5-1）。

表 5-1 2007 年中国成人血脂异常防治指南——心血管病综合危险评估

	危险程度	LDL-C 目标值 mmol/L(mg/dl)
高血压（相当于三个缺血性心血管病危险因素）		
如 LDL-C≥160 mg/dl	中危	<3.37（130）
或如 LDL-C≥130～159 mg/dl，有另一危险因素	中危	<3.37（130）
高血压（相当于三个缺血性心血管病危险因素）		
如 LDL-C≥160 mg/dl，有 1～2 个危险因素	高危	<2.59（100）
血压≥140/90 mmHg 或正在接受降压药治疗，合并≥3 项心血管病危险因素，冠心病等危症*	高危	<2.59（100）

* 有临床表现的冠状动脉以外的动脉粥样硬化、糖尿病、心血管事件 10 年风险>20% 为冠心病等危症

2007年《中国成人血脂异常防治指南》同时指出,高血压患者应关注其是否合并≥3个危险因素:吸烟、早发缺血性心血管病家族史(男性＜55岁,女性＜65岁)、年龄(男性≥45岁、女性≥55岁)、肥胖,以及是否达到 LDL-C＜100 mg/dl (2.6 mmol/L)的目标值。

MacMahon 等对澳大利亚高血压患者(高血压定义为≥150/95 mmHg)中高胆固醇血症[TC≥6.5 mmol/L(250 mg/dl)]发生率进行调查发现,无论男性还是女性,高血压患者或正在服用降压药物的患者,其高胆固醇血症的发生率均显著高于血压正常者。

研究发现,高血压患者常伴有其他心血管病(cardiovascular disease,CVD)危险因素,约有85%高血压患者有1~3个危险因素。高血压患者中,合并危险因素越多,发生 CVD 危险也越高。法国临床预防调查中心根据男性高血压患者合并危险因素(包括 TC≥250 mg/dl,糖尿病史,吸烟,BMI≥28 kg/m^2,心率＞80次/分)情况,随访19年后,对其 CVD 危险的研究发现:年龄＜55岁组中,高血压患者与血压正常者比较,不合并任何危险因素的人群的 CVD 存活率无明显差异,合并1~2个危险因素的高血压患者的 CVD 死亡率较血压正常者增加了5倍,合并≥3个危险因素的高血压患者的 CVD 死亡率较血压正常者增加了15倍。而在年龄≥55岁组中,与血压正常者比较,不合并任何危险因素以及合并1~2个危险因素的高血压患者,其 CVD 死亡率增加了3倍,合并≥3个危险因素的高血压患者的 CVD 死亡率增加了4.5倍。

因此,对于高血压患者是否需要及如何降胆固醇治疗的问题,全面评价心血管病的综合危险是预防和治疗血脂异常的必要前提。基于2005年《中国高血压防治指南》和2007年《中国成人血脂异常防治指南》,依据高血压患者心血管病的综合危险评估,其 LDL-C 治疗必须达到的目标值见表5-2。

表 5-2 2005 年中国高血压防治指南——LDL-C 目标值

患者类型	血压治疗目标值 mmHg	LDL-C 治疗目标值 mmol/L（mg/dl）
高血压＋LDL-C≥4.14 mmol/L（160 mg/dl）	＜140/90	＜3.37（130）
高血压＋1～2 个危险因素，LDL-C≥3.37 mmol/L（130 mg/dl）或 4.14 mmol/L（160 mg/dl）	＜140/90	＜3.37（130）或 ＜2.59（100）
高血压＋≥3 个危险因素	＜130/80	＜2.59（100）
高血压＋糖尿病	＜130/80	＜2.59（100）

总之，对于高血压患者同时有高胆固醇血症危险因素时，其心血管病的危险将显著升高。同时治疗高血压和高胆固醇血症可更多获益。降胆固醇方案相同时，以氨氯地平为基础的降压方案的临床获益显著高于以阿替洛尔为基础的降压方案。同时降压、降胆固醇时，阿托伐他汀降胆固醇早比晚获益更多。大部分高血压患者合并 1～3 个危险因素，其 LDL-C 应＜130 mg/dl 或 100 mg/dl，降压同时联用他汀类药物治疗，将会真正延缓动脉粥样硬化的进展，减少心脑血管疾病的发生。

（苏征佳　陆国平）

参考文献

1. American Heart Association Statistics Committee and Stroke Statistics Subcommittee. Heart disease and stroke statistics-2006 update. Circulation, 2006, 113: 85-151.
2. National Institutes of Health. Morbidity & Mortality: 2005 Chartbook on Cardiovascular, Lung and Blood Disease. Washington DC: National Heart, Lung and Blood Institute, 2006.

3. World Health Organization. World Health Report 2002; Reducing Risk, Promoting Healthy Life. Geneva: World Health Organization, 2002.
4. Blood Pressure Lowering Treatment Trialists Collaboration. Effects of different blood-pressure lowering regiments on major cardiovascular events: results of prospectively-designed overviews of randomized trials. Lancet, 2003, 362: 1527 - 1535.
5. Prospective Studies Collaboration. Age-specific relevance of usual blood pressure to vascular mortality: A meta analysis of individual data for one million adults in 61 prospective studies. Lancet, 2002, 360: 1903 - 1913.
6. Benson RT, Sacco RL. Stroke prevention, hypertension, diabetes, tobacco and lipids. Neurol Clin, 2000, 19: 309 - 19.
7. Elkind MS, Sacoo RL. Stroke risk factors and stroke prevention. Semin Neurol, 1998, 18: 429 - 39.
8. Gordon DJ, Probstfield JL, Garrison RJ, et al. High-density lipoprotein cholesterol and cardiovascular disease: four prospective American studies. Circulation, 1989, 79: 8 - 15.
9. Grundy SM, Cleeman JI, Merz CN, et al. Implication of recent clinical trials for the National Cholesterol Education Program Adult Treatment Panel III guidelines. Circulation, 2004, 110: 227 - 239.
10. Wu YF, Liu XQ, Li X, et al, for the USA-PRC Collaborative Study of Cardiovascular and Cardiopulmonary Epidemiology Research Group and the China Multicenter Collaborative Study of Cardiovascular Epidemiology (China MUCA) Research Group. Estimation of ten-year risk of fatal and non-fatal ischemic cardiovascular diseases in Chinese. Circulation, 2006, 114 (21): 2217 - 2225.
11. Zhou B, Zhang H, Wu Y, et al. Ecological analysis of the association between incidence and risk factors of coronary heart disease and stroke in Chinese populations. CVD Prevention, 1998, 1 (3): 207 - 216.
12. Wu Z, Yao C, Zhao D, et al. A collaborative study on trend and determinants in cardiovascular disease in China, Part I: morbidity and mortality monitoring. Circulation, 2001, 103 (3): 462 - 468.
13. Easter Stroke and Coronary Heart Disease Collaborative Research

Group. Blood pressure, cholesterol, and stroke in eastern asia. Lancet, 2005, 352: 1801-1807.
14. 中国老年收缩期高血压临床试验协作组. 中国老年收缩期高血压临床试验总结报告. 中华血管病杂志, 2002, 26: 329-333.

第六章 糖尿病患者血脂异常的调脂实践

要点：

- 血脂异常是糖尿病患者并发冠心病的重要影响因素。
- 对糖尿病患者进行积极调脂治疗能显著减少其冠心病的发生率和死亡率。
- 调脂治疗的首要目标是降低 LDL-C，首选他汀类药物治疗。
- 冠心病合并糖尿病患者，LDL-C 治疗目标值应小于 80 mg/dl。
- 以他汀为基础的药物联合治疗时，须注意安全性，及时监测肝功能及肌酸激酶的变化。

糖尿病是目前危害人类健康的主要疾病之一，是冠心病的独立致病因素。大血管疾病并发症是糖尿病患者的主要死因，在血清总胆固醇（total cholesterol，TC）水平相当的情况下，糖尿病患者发生心血管疾病的风险是非糖尿病患者的 2~4 倍。单纯糖尿病患者在 10 年内发生心肌梗死或冠状动脉死亡的危险性与陈旧性心肌梗死患者相当；且糖尿病患者发生急性心肌梗死时其预后较非糖尿病者差。血脂异常对糖尿病人群发生大血管并发症特别是冠心病有显著影响。因此，在美国胆固醇教育计划（national cholesterol education program，NCEP）成人治疗组第 3 次指南（adult treatment panel Ⅲ，ATP Ⅲ）中，明确将糖尿病视为冠心病等危症，并主张对糖尿病患者进行积极的降脂治疗。

一、糖尿病患者血脂异常的流行病学研究

2型糖尿病患者比非糖尿病者更易患动脉粥样硬化，除高血糖、肥胖、胰岛素抵抗（insulin resistance，IR）、高血压等因素外，糖尿病的脂质代谢紊乱是一个重要因素。糖尿病合并血脂异常与胰岛素抵抗关系密切。糖尿病患者的血脂异常与非糖尿病者相比有4大显著特点：（1）三酰甘油（甘油三酯，triglyceride，TG）升高；（2）高密度脂蛋白胆固醇（high density lipoprotein cholesterol，HDL-C）降低；（3）低密度脂蛋白胆固醇（low density lipoprotein cholesterol，LDL-C）水平通常正常或轻度升高；（4）小而密LDL（small dense low density lipoprotein，sLDL）颗粒增多。临床病例中单纯性血脂紊乱（特别是单纯低高密度脂蛋白血症）很少，高TG合并低HDL-C较为多见，最常见的是TC和TG水平都显著升高。尽管糖尿病患者低密度脂蛋白胆固醇（LDL-C）正常或轻度升高，但却是糖尿病重要的致CHD危险因素，对糖尿病患者发生非致死性或致死性MI有很重要的预测价值。

大量的临床资料证实血脂谱异常是糖尿病患者发生CHD强有力的预测因子。多危险因素干预试验（multiple risk factor intervention trial，MRFIT）发现，血胆固醇水平不高的糖尿病患者心血管病死亡危险远远高于胆固醇水平高的非糖尿病患者。MRFIT研究将糖尿病或非糖尿病患者心血管病死亡的危险作为血浆总胆固醇（TC）水平的函数进行分析，结果发现在每一个胆固醇水平，糖尿病男性患者心血管病死亡的危险均明显升高。血TC<180 mg/dl时，糖尿病男性患者的死亡率为每年6.172‰，而非糖尿病男性患者的死亡率为每年1.384‰。血TC≥280 mg/dl时，糖尿病及非糖尿病男性患者的死亡率分别为每年13.043‰及4.612‰。在研究选用的TC范围内，糖尿病患者与非糖尿病患者相比心血管病死亡的相对危险为2.83～4.46。总胆固醇水

平<180 mg/dl 的糖尿病患者的心血管病死亡率高于总胆固醇水平大于 280 mg/dl 的非糖尿病患者。无疑 MRFIT 证明了对糖尿病患者严格持续干预血胆固醇水平的重要性和必要性。

著名的英国前瞻性糖尿病研究（United Kingdom prospective diabetes study，UKPDS）对 3055 例 2 型糖尿病患者（平均年龄 52 岁，无与动脉粥样硬化相关的其他疾病）平均随访 7.5 年，其中有 335 例发展成心肌梗死或心绞痛，发生率为 11%。研究提示 2 型糖尿病患者发生非致死性或致死性 MI 的预测指标排序依次为：（1）LDL-C 水平增高；（2）收缩压升高；（3）吸烟；（4）HDL-C 降低；（5）糖化血红蛋白（HbA1C）升高。UKPDS 明确指出 LDL-C 升高是 CHD 的首要危险因素，LDL-C 水平每上升 1 mmol/L，CHD 的危险上升 57%；而 HDL-C 每上升 0.1 mmol/L，CHD 危险下降 15%。这些数据显示，2 型糖尿病防治的核心问题是预防和减少心血管并发症的发生和发展，而减少糖尿病患者发生 CHD 的危险，有必要降低 LDL-C。

强心研究（strong heart study，SHS）对 4594 位受试者（包括 2034 例糖尿病患者）进行评估，发现 LDL-C 每升高 10 mg/dl，冠心病危险增加 12%，HDL-C 降低 10 mg/dl 可使冠心病的危险性增加 22%，同样说明 LDL-C、HDL-C 对于糖尿病患者的意义。

Laasko M 等对 313 例 2 型糖尿病患者进行 7 年随访研究，发现低水平的 HDL-C、高水平的 VLDL-C 和 TG 是 2 型糖尿病患者发生冠心病的独立危险因素。

Lamarche 等的研究发现：空腹胰岛素水平、载脂蛋白 B（apoB）水平、小而密低密度脂蛋白胆固醇（sLDL-C）是 2 型糖尿病患者发生缺血性心脏病的重要危险因素。

2 型糖尿病患者比非糖尿病者更易患动脉粥样硬化，这不能不引起人们重视。在美国，据国立糖尿病、消化系统和肾脏疾病研究所（National Institute of Diabetes and Digestive and Kid-

ney Diseases，NIDDK）估计，约有2080万（占总人口的7%）美国人患糖尿病。但其中1/3（约620万）的患者不知道自己患病。目前，30%的2型糖尿病患者未得到诊断，在已诊断的患者中，有50%在诊断时已是晚期疾病，有并发症的表现。这也可以解释为何大部分患者在诊断时已有微血管并发症；而且，有些患者的微血管并发症会导致无症状性心肌梗死。

美国护士健康研究（American nurses health study，NHS）对117 629名年龄在30~55岁无心血管疾病的女性护士进行为期20年的随访研究，研究调查一些心血管事件的发生与2型糖尿病诊断之间的关系，发现研究开始时已确诊糖尿病的患者，其发生心脑血管事件的几率是非糖尿病者的5倍，而在被诊断为糖尿病之前，该部分个体的心血管病风险也是没有糖尿病者的2.82倍。

Haffner等比较了非糖尿病亚组（1373人）和糖尿病亚组（1059人）7年心肌梗死（致死和非致死性）的发病率。结果显示，在非糖尿病亚组，有心肌梗死病史和无心肌梗死病史者7年心肌梗死发生率分别为18.8%和3.5%；在糖尿病组，有心肌梗死病史和无心肌梗死病史患者7年心肌梗死发生率分别为45%和20.2%。无心肌梗死病史的糖尿病患者和无糖尿病而有心肌梗死病史患者有相似的心肌梗死风险。这就为我们带来了一个启示，即治疗糖尿病患者的心血管危险因素时，要像治疗无糖尿病但有心肌梗死病史的患者一样严格。糖尿病患者首次发生急性心肌梗死后的早期和晚期死亡率都明显高于非糖尿病者。合并糖尿病的冠心病患者经皮冠状动脉成形术（percutaneous coronary angioplasty，PTCA）和冠状动脉旁路移植术（coronary artery bypass grafting，CABG）后疗效明显差于非糖尿病者。男性糖尿病患者发生心血管病的危险增加2~3倍，女性则增加3~7倍，几乎完全消除女性更年期前的心脏保护作用。

上述各种临床证据证明了糖尿病、血脂异常、冠心病之间的相关性。糖尿病使 CHD 的危险增加 2～4 倍，使脑卒中的危险增加 2 倍，65%～80% 的 2 型糖尿病患者死于心脏病。2001 年美国糖尿病年会上，认识到脂代谢异常为 2 型糖尿病及其并发症的原发性病理生理过程的 Banting 奖章获得者 Mcganng 在大会上提出：脂代谢异常是 2 型糖尿病及其并发症的根源，并提议将 2 型糖尿病称为"糖脂病"（diabetes mellipidtus）。与此同时 NCEP ATP Ⅲ 提出：糖尿病是冠心病的等危症，应与 CHD 患者一样接受严格的调脂治疗。血脂异常对糖尿病人群发生大血管并发症特别是冠心病的显著作用已被广泛认识，所以目前主张对糖尿病患者进行积极降脂治疗。

二、糖尿病患者血脂异常的发病机制

糖尿病的病理生理机制是胰岛素抵抗和胰岛素分泌缺乏，二者都可引起脂类代谢紊乱导致血脂异常。2 型糖尿病患者易发生致动脉粥样硬化性血脂异常，这与 2 型糖尿病多伴发中心性肥胖及胰岛素抵抗有关。胰岛素能够抑制脂肪细胞内激素敏感脂酶，但可激活脂蛋白脂酶。胰岛素抵抗时肌肉组织对糖的利用障碍，但由于激素敏感脂酶活性增强使脂肪组织释放大量的脂肪酸，这种游离的非酯化的脂肪酸在 2 型糖尿病患者中不能转化为酮体，而是作为一种原料使 VLDL、TG 在肝脏合成增加。而糖尿病患者多伴脂肪组织数量增多，尤其腹内脂肪细胞肥大时，循环中常出现高游离脂肪酸血症，并使 TG 以及肝内 VLDL、$apoB_{100}$ 等富含 TG 的脂蛋白合成增加，且对其清除也减弱，因此可发生严重的高甘油三酯血症。在胆固醇酯转运蛋白的作用下，LDL 中的胆固醇酯与脂蛋白中的 TG 可进行交换，将脂蛋白中的 TG 转运给 LDL，形成富含 TG 的 LDL，后者在肝脂肪酶的作用下分解其中的 TG，最终形成含胆固醇相对较多的 sLDL。sLDL 易被氧化而产生过氧化脂质，并不易被经典的

LDL受体识别、吞噬,从而被单核-巨噬细胞的清道夫受体识别、吞噬,形成泡沫细胞,促进动脉粥样硬化的发生。与此同时,在高VLDL/TG血症时,HDL经胆固醇转运蛋白及肝脂肪酶作用后易崩解,因此,血脂紊乱者呈现高甘油三酯血症时多伴有低HDL。在上述过程中,肝脂肪酶活性的增加和脂蛋白脂酶活性降低起重要作用。2型糖尿病患者的脂蛋白分布和代谢异常与其高血糖状态密切相关:血糖升高使脂蛋白、载脂蛋白及一些酶在赖氨酸残基上糖化,载脂蛋白B (apolipoprotein B, apoB) 糖基化引起LDL的化学修饰,修饰后的LDL易于氧化且与LDL受体结合减少,而转为经"清道夫"途径代谢,被巨噬细胞吞噬沉积在动脉壁上,进一步促进泡沫细胞的形成,促进动脉粥样硬化的发生、发展。

糖尿病血脂异常合并其他动脉粥样硬化危险因素时,危险因素的叠加会使发生冠心病的危险增加。这类动脉粥样硬化危险因素为:高龄、高血压、吸烟、糖尿病、女性绝经期后、有冠心病家族史等。危险因素越多,发病的可能性越大。

三、临床试验的糖尿病亚组分析证据

20世纪90年代进行了一系列他汀类调脂的临床试验,取得了巨大的成就,其糖尿病亚组分析也为我们提供了糖尿病患者降脂治疗的证据。

1. 冠心病的一级预防研究

西苏格兰冠心病预防研究 (West of Scotland coronary prevention study, WOSCOPS) 结果表明,普伐他汀 (40 mg/d) 治疗后非糖尿病患者LDL-C下降26%,冠心病事件(非致死性心肌梗死或冠心病死亡)的相对危险性减低31%。

得克萨斯空军冠状动脉粥样硬化预防研究 (Air Force Texas coronary atherosclerosis prevention study, AFCAPS/TexCAPS) 发现洛伐他汀能预防具有正常LDL-C水平和HDL-C水

平的男性和女性首次急性主要冠状动脉事件的发生。该研究结果表明,洛伐他汀(20 mg/d)治疗使非糖尿病者首次冠状动脉事件的发生率较对照组下降35%,而糖尿病患者下降了43%。

2. 冠心病二级预防的临床研究

北欧辛伐他汀生存研究(Scandinavian simvastatin survival study,4S)包含了202例糖尿病患者和4242例曾发生心肌梗死或心绞痛的非糖尿病人群,对该研究进行回顾性分析时,发现辛伐他汀使非糖尿病者发生冠心病的相对危险度降低34%,而使糖尿病患者发生冠心病的相对危险度降低42%,研究结果强有力地证明了辛伐他汀降脂治疗改善了伴糖尿病的冠心病患者的预后。糖尿病患者相对非糖尿病者有更高的再发心血管事件以及动脉粥样硬化事件的危险性,因此糖尿病患者降低胆固醇治疗的临床获益更大。

心脏保护研究(heart protection study,HPS)的结果表明,对糖尿病患者进行积极的调脂治疗,能明显降低冠心病死亡率和致残率。HPS研究对20556例年龄在40~80岁、总胆固醇(TC)>135 mg/dl的心血管高危(陈旧性心肌梗死、确诊冠心病或动脉粥样硬化性血管疾病、糖尿病或高血压)患者,分别给予辛伐他汀(舒降之)40 mg/d和安慰剂治疗,随访5年。结果表明,无论患者的基线TC或LDL-C水平如何,舒降之治疗均使高危患者的主要心脏终点事件发生率降低24%,总死亡率降低13%,即使对LDL-C<116 mg/dl者,舒降之40 mg/d亦有益处。HPS糖尿病亚组研究显示,辛伐他汀40 mg/d可将LDL-C从116 mg/dl降至77 mg/dl以下,而使糖尿病患者发生心血管病的危险性降低25%。且无论糖尿病患者的血糖是否得到控制,无论是否伴有冠心病,基线胆固醇水平如何,无论性别、年龄、血肌酐浓度、降压治疗和试验开始时的体质指数如何,患者均可从辛伐他汀40 mg/d的治疗中获益。在糖尿病亚组中,10%为1型糖尿病患者,这表明1型糖尿病患者也可能从他汀治疗

中获益。表明这种保护作用对不同情况的糖尿病人群大致相同。

阿托伐他汀在糖尿病患者中具有更为广泛的研究证据。这包括广泛的患者群,覆盖了多种糖尿病人群;广泛的剂量范围,从低剂量(10 mg/d)到高剂量(80 mg/d);广泛的设计类型,既有安慰剂对照又有阳性药物对照。例如针对糖尿病合并高血压的盎格鲁-斯堪的纳维亚心脏终点研究(Anglo-Scandinavian cardiac outcomes trial,ASCOT)的亚组研究,阿托伐他汀明显降低了血压控制良好、无冠心病或胆固醇浓度显著升高的糖尿病患者的主要心血管事件发生率,危险降低的比例与未诊断糖尿病的参加者相同。

治疗达新靶目标试验(treat to new target,TNT)糖尿病亚组分析显示,阿托伐他汀强化治疗组主要终点事件(冠心病死亡、非致死性心肌梗死、心脏骤停复苏或致死/非致死性卒中)显著少于阿托伐他汀 10 mg/d 组($P=0.026$)。表明阿托伐他汀强化治疗可以使有糖尿病的冠心病患者主要心血管事件危险性降低 25%。

希腊阿托伐他汀与冠心病评估研究(Greek atorvastatin and coronary heart disease evaluation study,GREACE)糖尿病亚组分析显示:冠心病合并糖尿病患者可从阿托伐他汀早期治疗中获益。平均随访 3 年,与常规治疗相比,阿托伐他汀使糖尿病患者主要血管事件或死亡相对危险性降低 58%($P<0.0001$),冠心病死亡相对危险性降低 62%($P=0.042$),冠心病发病相对危险降低 59%($P<0.002$),上述危险降低自治疗第 6 个月就开始显现,并持续至研究结束。

其他还有糖尿病合并急性冠状动脉综合征的"普伐他汀或阿托伐他汀的评价和感染治疗"研究(pravastatin or atorvastatin evaluation and infection therapy,PROVE IT)(证明了大剂量他汀治疗降低了糖尿病伴 ACS 患者的急性心脏事件发生率)以及糖尿病合并卒中的强化降低胆固醇预防卒中(stroke prevention by aggressive reduction in cholesterol levels, SPARCL) 亚组研究。这些研究一致证实，阿托伐他汀（10～80 mg/d）能够显著降低各种糖尿病患者的心血管事件。

四、糖尿病调脂治疗的循证医学

阿托伐他汀糖尿病协作研究（collaborative atorvastatin diabetes study，CARDS）评价 2 型糖尿病患者应用阿托伐他汀进行心血管疾病一级预防的效价比。入选 2838 例无心肌梗死和 CHD 病史、LDL-C＜4.14 mmol/L（160 mg/dl）、TG＜6.78 mmol/L（600 mg/dl），至少存在一个其他 CHD 危险因素如高血压、视网膜病、吸烟或微蛋白尿的 2 型糖尿病患者，随机分配至阿托伐他汀 10 mg/d 组（$n=1428$）或安慰剂组（$n=1410$）。这些患者的平均随访时间为 4 年。主要终点是从随机分组到发生主要心血管事件的时间，由于阿托伐他汀显著降低了主要终点的风险，试验于 2003 年提前完成。治疗期间，阿托伐他汀组患者 LDL-C 水平平均降至 2.0 mmol/L（77 mg/dl），其中至少有 75% 的患者治疗后 LDL-C 低于 2.47 mmol/L（96 mg/dl），至少有 25% 的患者治疗后 LDL-C 低于 1.66 mmol/L（64 mg/dl），阿托伐他汀 10 mg/d 治疗使主要终点事件发生率减少 37%，所有心血管事件发生率减少 32%，所有原因死亡率减少 27%，脑卒中发生率减少 48%，说明他汀类治疗有利于 DM 患者心血管病的一级预防。结果提示对于 2 型糖尿病合并高心血管疾病发生风险的患者应当早期运用他汀类药物治疗，降低心血管疾病发生率。

阿托伐他汀（立普妥）预防 2 型糖尿病患者冠心病终点研究（atorvastatin study prevention endpoints in NIDDM，ASPEN）是一项针对单纯 2 型糖尿病及合并心肌梗死患者的心血管一级预防和二级预防的临床试验，入选了 2410 名 2 型糖尿病患者，评估立普妥 10 mg/d 与安慰剂相比对上述患者的疗效，主要终点为随机分组到出现心血管事件的时间。需要说明的是，在ASPEN研究中纳入了更高危的患者：阿托伐他汀组（1211例）有208例患者合并心肌梗死，145例接受过介入血管重建治疗，145例合并心绞痛，23例合并脑血管病。因此ASPEN研究是一项综合心血管疾病一级预防和二级预防的临床试验。ASPEN于1996—1999年纳入患者，在此之前的试验设计阶段，学术界还不知道对于这样人群多大强度的干预是合适的。结果显示，阿托伐他汀10 mg/d与安慰剂相比，主要复合终点事件发生率降低10%（$P=0.341$），无显著差异。分析导致ASPEN研究未得到统计学差异的原因，主要为研究对象脱落多，达到23%；ASPEN研究进行期间，有关糖尿病患者他汀类药物治疗的观念发生了巨大的变化，安慰剂组有26.9%的患者已经开始接受降脂治疗，其中主要是他汀类药物的治疗。其他原因还有随访时间短（平均4年），相对更高危的人群（包括部分糖尿病合并心血管病的极高危人群），相对较小的样本量（2410例），相对弱的干预（阿托伐他汀10 mg/d）等。研究并没有证实他汀类药物治疗的益处，但是并不能减低绝大多数糖尿病患者需要降低LDL-C至目前推荐治疗目标的迫切性。

2008年发表在Lancet上的糖尿病他汀治疗的荟萃分析包含8686例糖尿病患者，来自14个他汀临床研究，平均随访3.4年，结果显示LDL-C每降1 mmol/L，全因死亡发生率减少9%（$P=0.02$），血管性死亡发生率减少13%（$P=0.001$），非血管性死亡发生率无显著变化，主要血管事件发生率减少21%，心肌梗死发生率或冠状动脉死亡发生率减少22%，冠状动脉血管重建需求减少25%，卒中发生率减少21%。每治疗1000例糖尿病患者，可挽救42个生命。因此建议：所有有心血管病高危因素的糖尿病患者均应使用他汀类药物治疗。

目前调脂治疗中起着主要作用的是他汀类和贝特类药物。他汀类药物的疗效在于有效降低LDL-C的水平，并已被列为调脂的一线用药。但由于糖尿病患者脂质紊乱的特殊性，我们是否有必要采取他汀类以外的治疗措施？与他汀类相比，贝特类药物则主要是降低甘油三酯水平并提高 HDL-C。在 2005 年美国糖尿病联合会（ADA）《糖尿病临床指南》已强调：用贝特类药物降低 TG、升高 HDL-C 可减少临床已有心血管疾病且伴有低 HDL-C 而 LDL-C 接近正常患者的心血管事件；国际糖尿病联盟（IDF）2005 年关于代谢综合征的治疗建议中也指出：贝特类药物可改善致动脉粥样硬化血脂异常的所有组分，也能降低代谢综合征患者的心血管疾病风险。但关于贝特类药物临床防治的研究较少，尽管贝特类药物对于糖尿病患者特殊的血脂异常有针对性，但还需要更多的、更有力的临床资料来证实其对糖尿病患者的益处。

非诺贝特干预与减少糖尿病事件研究（fenofibrate intervention and event lowering in diabetes，FIELD）是第一个特别关注 2 型糖尿病患者的贝特类调脂研究，研究入组了 9795 名患者，因而是有史以来最大的针对 2 型糖尿病患者的临床结局研究，其中包括所有他汀类研究。其次，FIELD 也是有史以来最大的针对 2 型糖尿病患者的初级预防临床结局研究，入组了 7664 名无心血管疾病史的患者。这一点相当重要，因为 90% 的 2 型糖尿病人群都属于这一类。最后，FIELD 中的糖尿病患者血糖都控制良好。FIELD 的设计旨在评价用非诺贝特干预是否能预防 2 型糖尿病患者的心血管事件，无论这些患者是否有血脂异常。研究结果显示非诺贝特治疗组一级终点事件即冠心病死亡和非致死性心肌梗死的危险仅减少了 11%，与安慰剂组比较，差异无统计学意义，因 FIELD 安慰剂组明显更多地应用他汀类治疗，可能掩盖了贝特类治疗的更大利益。调整加用的降脂药后，通过时间依赖性 Cox 回归分析，非诺贝特使冠心病的危险降低了 19%（$P=0.01$）；总心血管疾病事件（即心血管疾病死亡、心肌梗死、脑卒中和冠状动脉及颈动脉血运重建术的合称）的次要结局，非诺贝特组显著降低（11%），调整加用的新降脂药后，上述下降率达 15%（$P=0.004$）；在既往无 CVD 事件的糖尿病患者中 CHD 事件发生率显著下降，但既往有 CVD 的患者则无显著下降。引人注目的是，研究发现非诺贝特在初级预防中对降低 CVD 事件非常有效（$P=0.004$），但在二级预防中却无效。这种交互检验有统计学意义（$P=0.05$）。所以 FIELD 研究没有提供令人信服的有关非诺贝特在冠心病二级预防中有益的证据。

五、糖尿病调脂指南

NCEP、ATPⅢ、ADA 最新指南及《中国成人血脂异常防治指南》等多个指南一致推荐，糖尿病患者降脂治疗的首要目标是降低 LDL-C，使其达标。

2007 年《中国成人血脂异常防治指南》强调：血脂异常是糖尿病人群的常见并发症以及心血管病的主要危险因素，必须进行治疗。临床试验已经证明调脂治疗可以显著降低糖尿病患者发生心血管事件的危险。糖尿病血脂紊乱的治疗原则是：一级预防要根据对象有无其他危险因素及血脂水平分层防治。以饮食治疗为基础，根据病情、危险因素、血脂水平决定是否或何时开始药物治疗。非药物治疗包括饮食和其他治疗性生活方式的调节，预防血脂代谢紊乱，也是血脂异常治疗的基础。饮食调节的目的是保持合适的体重，降低过高的血脂水平，改善饮食结构，控制摄入总热卡量，特别强调减低脂肪，尤其是胆固醇和饱和脂肪酸的摄入量，适当增加蛋白质和糖类（碳水化合物）的比例，减少饮酒或戒烈性酒。并且，加强运动锻炼和戒烟。药物治疗适用于治疗性生活方式干预后疗效不满意者，冠心病发病危险较高或已有冠心病者。

LDL-C 为首要治疗目标。现有证据表明，要达到防治缺血性心脑血管疾病的目的，首先要考虑降低 LDL-C。LDL-C 目标水平依心血管病危险程度而定，应首选他汀类治疗。对于糖尿病患者，LDL-C应小于2.59 mmol/L（100 mg/dl）：（1）糖尿病合并冠心病为极高危状态，此类患者不论基线LDL-C水平如何，均提倡采用他汀类治疗，将LDL-C降至2.07 mmol/L（80 mg/dl）以下或较基线状态降低30%～40%。（2）大多数糖尿病患者即使无明确的冠心病，也应视为高危状态，流行病学研究和临床试验显示在这些患者中发生心血管事件的危险大致相当于有心血管病而无糖尿病者。这两类患者均得益于降LDL-C治疗，治疗目标为LDL-C＜2.59 mmol/L（100 mg/dl），治疗首选他汀类药物。（3）无心血管病的糖尿病患者其基线LDL-C＜2.59 mmol/L（100 mm/dl）时，是否起用降LDL-C药必须由临床状况判断。

上述循证医学研究已经证明了他汀类药物治疗在糖尿病患者的心血管病二级预防中的作用。LDL-C明显升高者他汀类药物是首选治疗。LDL-C轻、中度升高的糖尿病人群的临床研究也显示出他汀类药物可以显著降低包括非致死性心肌梗死或冠心病死亡的主要冠心病事件的发生率。在高危或中危患者使用降LDL-C药物时，建议治疗强度应达到使LDL-C水平下降30%～40%。他汀类药物使用有禁忌者可用胆固醇吸收抑制剂。

TG＜1.70～2.25 mmol/L（150～199 mg/dl）时治疗措施是：非药物治疗，包括治疗性饮食，减轻体重，减少饮酒，戒烈性酒等。TG水平在2.26～5.65 mmol/L（200～499 mg/dl）时，如为高危患者，他汀类联合贝特类或烟酸治疗。降低TG还有另外的作用：（1）降低TG纠正脂毒性可减轻机体的胰岛素抵抗和保护胰岛β细胞功能，这两点都有益于阻止糖耐量恶化。（2）TG≥5.65 mmol/L（500 mg/dl）者易反复发生胰腺炎，不仅会使糖尿病恶化还可能因胰腺炎的并发症危及生命，此时应首先考虑使用贝特类药物迅速降低TG水平。

HDL-C＜1.04 mmol/L（40 mg/dl）是冠心病的独立预测因

素。HDL-C 低的患者如果 LDL-C 水平较高，治疗的首要目标是 LDL-C。LDL-C 达标后，当有高甘油三酯血症时，下一个目标是纠正低 HDL-C。低 HDL-C 与胰岛素抵抗密切相关，因此能改善机体胰岛素敏感性的治疗性生活方式改变和药物（如胰岛素增敏剂）都有助于提高血 HDL-C 水平。使 HDL-C≥1.04 mmol/L（40 mg/dl）应作为已有心血管疾病或尚无心血管疾病但已是高危患者的治疗目标。治疗性生活方式改变包括戒烟、减轻体重、减少饱和脂肪酸和胆固醇摄入和增加不饱和脂肪酸的摄入、规律运动，有助于升高 HDL-C，生活方式改变未能使 HDL-C 达标时加用药物治疗，选用贝特类或烟酸类治疗。VA-HIT 研究证明，对于 HDL-C 低、LDL-C 不甚高的患者，给予贝特类药物治疗有益，对此类患者推荐用贝特类药物。烟酸缓释制剂能较好地升高 HDL-C，可视情况选用。

单用一种调血脂药物治疗血脂异常，往往血脂达标不太理想，采用联合用药则可得到较为满意的治疗效果，但应注意联合用药的安全性，尽量避免不良反应的发生。同一类降脂药的作用机制相同，不应联合应用，且联合用药时，毒副作用会显著增加。

他汀联合贝特类药物治疗，各自药物的使用剂量要小；并且分时服用；教育患者认识肌病的症状：在他汀类药物治疗期间，肌肉症状可在任何时候发生，如果发生肌肉酸痛强烈提示肌炎，应立即停用他汀类药物，同时加用保肝药物。由于调血脂药物疗效较慢，一般需要长期服用，有的甚至需要终生服药。各种调血脂药物都有一些不良反应，同一种药物对不同患者的疗效和不良反应也有差别。因此，在用药期间应注意药物反应，定期随访，定期复查（一般前 3 个月每月一次，以后每 3～6 个月一次）血脂、肝功能、肌酶和血尿酸等，应用保肝药物。使用贝特类时，首选非诺贝特。

总之，糖尿病患者易发生冠心病，且预后差。血脂异常是糖尿病患者并发冠心病的重要影响因素。对糖尿病患者进行积极调脂治疗能显著减少其冠心病的发生率和死亡率。调脂治疗的首要目标是降低 LDL-C，首选他汀类调脂药物，使糖尿病患者的 LDL-C 控制在 100 mg/dl 以内。非诺贝特也是单纯糖尿病患者调脂治疗的选择。冠心病合并糖尿病患者，LDL-C 治疗目标值应＜80 mg/dl。以他汀为基础的药物联合治疗过程中，须注意安全性，及时监测肝功能及肌酸激酶的变化。

（贾 方 陆国平）

参考文献

1. Stamler J, Vaccaro O, Neaton JD, et al. Diabetes, other risk factors, and 12-yr cardiovascular mortality for men screened in the Multiple Risk Factor Intervention Trial. Diabetes Care, 1993, 16 (2): 434-444.
2. Turner RC. Risk factors for coronary artery disease in non-insulin dependent diabetes mellitus: United Kingdom Prospective Diabetes Study (UKPDS: 23). BMJ, 1998, 316: 823-828.
3. Howard BV, Robbins DC, Sievers ML, et al. LDL cholesterol as a strong predictor of coronary heart disease in diabetic individuals with insulin resistance and low LDL: The Strong Heart Study. Arterioscler Thromb Vasc Biol, 2000, 20 (3): 830-835.
4. Laakso M, Lehto S, Penttilä I, et al. Lipids and lipoproteins predicting coronary heart disease mortality and morbidity in patients with non-insulin-dependent diabetes. Circulation, 1993, 88: 1421-1430.
5. Lamarche B, Tchernof A, Mauriège P. Fasting insulin and apolipoprotein B levels and low-density lipoprotein particle size as risk factors for ischemic heart disease. JAMA, 1998, 279 (24): 1955-1961.
6. Hu FB, Stampfer MJ, Haffner SM, et al. Elevated risk of cardiovascular disease prior to clinical diagnosis of type 2 diabetes. Diabetes Care, 2002, 25 (7): 1129-1134.

7. Haffner SM, Lehto S, Rönnemaa T, et al. Mortality from coronary heart disease in subjects with type 2 diabetes and in nondiabetic subjects with and without prior myocardial infarction. N Engl J Med, 1998, 339 (4): 229-234.
8. Gu K, Cowie CC, Harris MI. Diabetes and decline in heart disease mortality in US adults. JAMA, 1999, 281 (14): 1291-1297.
9. West of Scotland Coronary Prevention Study Group. Prevention of coronary heart disease with pravastatin in men with hypercholesterolemia. N Engl J Med, 1995, 333 (20): 1301-1307.
10. Temelkova-Kurktschiev T, Hanefeld M. The lipid triad in type 2 diabetes-prevalence and relevance of hypertriglyceridaemia/low high-density lipoprotein syndrome in type 2 diabetes. Exp Clin Endocrinol Diabetes, 2004, 112 (2): 75-79.
11. Pyörälä K, Pedersen TR, Kjekshus J, et al. Cholesterol lowering with simvastatin improves prognosis of diabetic patients with coronary heart disease. A subgroup analysis of the Scandinavian Simvastatin Survival Study (4S). Diabetes Care, 1997, 20 (4): 614-620.
12. Heart protection study collaborative group. MRC/BHF heart protection study of cholesterol lowering with simvastatin in 20 536 high-risk individuals: a randomized placebo-controlled trial. Lancet, 2002, 360 (9326): 7-22.
13. Sever PS, Poulter NR, Dahlöf B, et al. Reduction in cardiovascular events with atorvastatin in 2 532 patients with type 2 diabetes: Anglo-Scandinavian Cardiac Outcomes Trial-lipid-lowering arm (ASCOT-LLA). Diabetes Care, 2005, 28 (5): 1151-1157.
14. Shepherd J, Barter P, Carmena R, et al. Effect of lowering LDL cholesterol substantially below currently recommended levels in patients with coronary heart disease and diabetes: the treating to new targets (TNT) study. Diabetes Care, 2006, 29 (6): 1220-1226.
15. Athyros VG, Papageorgiou AA, Symeonidis AN, et al. Early benefit from structured care with atorvastatin in patients with coronary heart disease and diabetes mellitus. Angiology, 2003, 54 (6): 679-690.

16. Ahmed S, Cannon CP, Murphy SA, et al. Acute coronary syndromes and diabetes: Is intensive lipid lowering beneficial? Results of the PROVE IT-TIMI 22 trial. Eur Heart J, 2006, 27 (19): 2323-2329.
17. Colhoun HM, Thomason MJ, Mackness MI, et al. Design of the Collaborative AtoRvastatin Diabetes Study (CARDS) in patients with Type 2 diabetes. Diabet Med, 2002, 19: 201-211.
18. Knopp RH, d'Emden M, Smilde JG, et al. Efficacy and safety of atorvastatin in the prevention of cardiovascular end points in subjects with type 2 diabetes: the Atorvastatin Study for Prevention of Coronary Heart Disease Endpoints in non-insulin-dependent diabetes mellitus (ASPEN). Diabetes Care, 2006, 29 (7): 1478-1485.
19. Cholesterol treatment trialists' (CTT) collaborators. Efficacy of cholesterol-lowering therapy in 18,686 people with diabetes in 14 randomized trials of statins: a meta-analysis. Lancet, 2008, 371 (9607): 117-125.
20. Keech A, Simes RJ, Barter P, et al. Effects of long-term fenofibrate therapy on cardiovascular events in 9795 people with type 2 diabetes mellitus (the FIELD study): randomized controlled trial. Lancet, 2005, 366 (9500): 1849-1861.

第七章 脑卒中患者血脂异常的调脂实践

要点：

- 调脂药物的应用为进一步降低脑卒中的发生提供了新的治疗方法。
- 他汀类药物对脑卒中一级预防获益的结果，支持流行病学调查的血胆固醇与缺血性卒中正相关的结论，他汀类药物降低血胆固醇对出血性脑卒中无影响。
- 他汀类药物对脑卒中的二级预防获益的结果，支持流行病学调查的血胆固醇与缺血性卒中正相关的结论，他汀强化降低血胆固醇可能增加出血性脑卒中的发生，但致死和非致死性卒中的发生率是显著降低的，心脑血管事件的发生率亦是显著减低的。

据世界卫生组织统计，我国脑卒中的发病率和死亡率已经高居世界首位。脑卒中具有"四高"特点，即高发病率、高复发率、高致残率、高死亡率。脑卒中已经成为我国城乡居民的第二大致死病因，全国脑卒中患者每年直接医疗费用支出高达97.5亿元。与医疗支出日益增长相对应的是，脑卒中发病率不但未降，反而以每年10%的速度递增。普及脑卒中防治知识、提高医患双方的防治水平迫在眉睫。脑卒中的发病率正逐年增加，由于该病具有高致残性和高致死性，所以如何预防和治疗脑卒中是目前研究的热点。引起脑卒中的危险因素，如年龄、性别、高血压、糖尿病、冠心病及吸烟等都已确定，血脂异常是冠心病的主要危险因素，但是血脂与脑卒中的关系并不像与冠心病那样呈简单的线性关系，而调脂药物的应用，无疑为进一步降低脑卒中的发生提供了新的治疗方法。调脂治疗虽在一定程度上减少了脑卒中的发生，但是血脂处于何范围内是适宜的，采用常规调脂治疗还是强化调脂治疗，调脂治疗在脑卒中防治中究竟处于何地位还在探索中。

一、血脂异常与脑卒中危险

人体及动物病理学研究的结果提示脑动脉比冠状动脉在一定程度上更能抵抗胆固醇诱发的动脉粥样硬化，那些严重高脂血症患者发生脑卒中可能不是直接由脑动脉内皮损害所致，而很可能是直接由脑动脉近端支如颈动脉的粥样硬化引起的栓塞而引起的。另一种推测认为高胆固醇血症可能在早年就引起冠状动脉粥样硬化，因而患者可能在出现脑动脉粥样硬化及脑卒中前就死于冠心病。低胆固醇血症可能引起内皮细胞脆性增加，利于血浆成分渗入内膜，导致弹力层及内膜胶原纤维溶解及中膜平滑肌消失，继而局部血管扩张，形成微血管瘤。而高血压对上述两种病理过程均有促进作用。

美国一项对 350 977 位年龄在 35～57 岁，无心肌梗死病史，未予糖尿病治疗的男性进行为期 6 年的随访，以研究血胆固醇水平与卒中死亡危险的关系。研究发现血胆固醇水平在 4.14 mmol/L 以下的男性颅内出血死亡的危险性是胆固醇水平较高的男性的 3 倍。另一方面，胆固醇水平与非出血性卒中死亡之间呈正相关。因此研究得出结论：中年美国男子血胆固醇水平与出血性卒中死亡危险呈负相关，然而它对公共健康的影响远不及高胆固醇水平与非出血性卒中以及心血管疾病之间的正相关联系。且人群中缺血性卒中的发病率远远高于出血性卒中。据 2005 年美国心脏协会心脏病和卒中统计显示，美国人群发生的卒中事件中缺血性卒中占 88%，出血性卒中占 12%。

以多种危险因素干预试验（multiple risk factor intervention trial，MRFIT）为代表的多个研究证实，血 TC 与缺血性脑卒中呈正相关，即 TC 升高者脑卒中发生率高；与出血性脑卒中呈负相关，即 TC 降低者脑出血发生率升高。一项日本血脂干预试验（primary prevention cohort study of the Japan lipid intervention trial，J-LIT）却有不同的结论，该研究显示血 TC≥240 mg/dl，甘油三酯（TG）≥150 mg/dl，低密度脂蛋白（LDL）≥160 mg/dl，高密度脂蛋白（HDL）＜40 mg/dl 的患者发生脑梗死的危险性显著增加，但血脂水平与脑出血并无明显相关。Milionis 等对首次发生缺血性脑卒中老年患者的血脂水平进行检测，采用病例对照研究方法和多元逻辑回归分析，除 TG 外，脂蛋白 a 和载脂蛋白 a 也是急性缺血性脑卒中的危险因素；不论有无糖尿病，脂蛋白 a 在急性缺血性脑卒中患者中都显著升高。Laloux 等分析了缺血性脑卒中各亚型的血脂分布，发现 TC 和 TG 在小血管和大血管病变中均升高；在大血管病变的脑卒中组 HDL 显著降低，而 TG 过低的患者脑卒中发生后死亡率增高。

二、降脂治疗与脑卒中的一级预防

高血压、心肌梗死、心房颤动、糖尿病、高脂血症、无症状性颈动脉狭窄以及不良生活方式，包括吸烟、酗酒等均被认为是缺血性脑卒中可能的危险因素，与脑卒中的发生密切相关。积极有效地干预卒中危险因素以大幅度降低脑卒中的发病率与死亡率对延长我国人群的寿命，提高生活质量，节省医疗资源具有极为重要的意义，因此脑卒中的预防具有重要的社会意义。识别卒中高危人群，并将他们作为特别干预对象，可达到降低脑卒中发生率的目的。在一级预防中，不可改变的危险因素有年龄、性别、种族和家族史。尽管这些因素不可改变，但它们能够鉴别卒中高危个体。55 岁以后，卒中危险性每 10 年增加一倍；卒中患病率男性高于女性，而卒中病死率女性高于男性；

同白人相比，黑人和某些西班牙裔美国人卒中发病率和死亡率较高，亚洲的中国和日本卒中发病率也较高。

糖尿病无疑已成为卒中的高危因素。胆固醇和冠心病复发事件试验（collaborative atorvastatin diabetes study, CARDS）将有糖尿病和至少一个心血管危险因素但没有心血管或卒中病史的患者随机分为阿托伐他汀 10 mg/d 组和安慰剂组。阿托伐他汀组有 21 人发生致死或非致死性卒中，安慰剂组则有 39 人，即阿托伐他汀使卒中的相对危险降低了 48%。两组间 LDL-C 平均水平相差 1.2 mmol/L（46 mg/dl），根据以前的研究结果，这预示着卒中危险降低在 25% 以内。然而 CARDS 研究得出的结论是预测值的近两倍。因为他汀对糖尿病患者的显著效应，美国心脏协会和美国卒中协会 2006 年推荐糖尿病患者尤其是有其他心血管危险因素的患者，除严格控制血压外，使用他汀治疗以降低卒中风险。

对盎格鲁-斯堪的纳维亚心脏终点试验-降脂治疗研究（Anglo-Scandinavian cardiac outcomes trial-lipid lowering arm, ASCOT-LLA）、抗高血压和降脂治疗预防心脏事件试验-降脂试验（antihypertensive and lipid-lowering treatment to prevent heart attack, lipid-lowering therapy, ALLHAT-LLT）等 26 项他汀研究的荟萃分析，研究了他汀降低 LDL-C 对卒中事件以及颈动脉内膜厚度的影响。他汀治疗使卒中的危险性降低了 21%，并且各个试验之间不存在不均一性；致死性卒中下降了 9% 但无统计学差异，且他汀治疗不增加出血性卒中发生率。他汀效应与 LDL-C 降低密切相关。LDL-C 每降低 10%，脑卒中危险降低 15.6%，颈动脉内膜厚度每年降低 0.73%。因此荟萃分析得出的结论是他汀治疗可以降低所有卒中事件的发生率，并不增加出血性卒中风险，这种效应主要是通过降低 LDL-C 而实现的。

冠心病与脑卒中密切相关。从病理学角度来看，缺血性脑卒中与冠心病有诸多相似之处，均与动脉粥样硬化有关，因而它们应有共同的危险因素如总胆固醇水平升高。

许多针对冠心病患者的试验证明了相比安慰剂组,他汀可以降低卒中危险性。心脏保护研究(heart protection study,HPS)认为辛伐他汀 40 mg/d 不增加出血性卒中的风险。在 HPS 研究中,随机选择了 20 536 例有冠心病、动脉阻塞疾病或糖尿病的患者,其中 84% 无脑血管病史,给予辛伐他汀或安慰剂治疗。随访 4.8 年后发现辛伐他汀 40 mg/d 干预使总卒中危险显著降低了 25%,这主要归功于缺血性卒中的下降(28%)。而两组出血性卒中的发生率相同,均为 0.5%。20 536 例患者中有 13 386 例患者诊断有冠心病,这组人群治疗后卒中的发病率降低了 25%。

在北欧辛伐他汀生存研究(Scandinavian simvastatin survival study,4S)中,4444 例有冠心病但无卒中病史的患者随机分为辛伐他汀 20~40 mg/d 组和安慰剂组。随访 5.4 年后,辛伐他汀组的平均 LDL-C 相比基线水平降低了 35%(从 4.9 mmol/L 降至 3.2 mmol/L),而安慰剂组则增加了 1%。辛伐他汀组的致死性和非致死性脑血管事件的发生率下降了 30%。两组间的出血性或其他类型卒中危险性并无显著差异。

4S 研究中卒中危险的显著下降在胆固醇和冠心病复发事件试验(cholesterol and recurrent events,CARE)以及普伐他汀对缺血性心脏病的长期干预(long-term intervention with provastatin in ischemic disease,LIPID)研究中得到进一步证实。两个试验均比较了普伐他汀 40 mg/d 对冠心病患者的疗效,综合分析显示治疗组卒中的相对危险性下降了 22%。

与其他针对冠心病患者的临床试验相同,治疗达新靶目标试验(treat to new target,TNT)首要研究他汀对冠状动脉事件的效应。实验设计将他汀作为冠心病患者降脂治疗的手段。由于是否应强化降脂至低 LDL-C 水平仍存在争议,因此 TNT 研究了将 LDL-C 水平降至当时推荐目标(2.6 mmol/L)以下是否对冠心病患者有益。研究随机选择了 10 001 例患者分为采用阿托伐他汀 10 mg/d 标准降脂组，以及阿托伐他汀 80 mg/d 强化降脂组，平均随访 4.9 年后比较了两组间的脑血管事件危险。与阿托伐他汀 10 mg/d 干预组相比，80 mg/d 干预组脑血管事件危险下降了 23%，致死或非致死性卒中发生率下降了 25%。无卒中病史的患者中，80 mg/d 干预组的脑血管事件危险低于 10 mg/d 干预组。

由此可见，大量前瞻性研究证明他汀治疗使冠心病患者的首发卒中风险降低了 25%~35%。强化降低 LDL-C 至 2.6 mmol/L 以下似乎进一步降低了卒中风险。

三、调脂治疗与脑卒中的二级预防

脑卒中存在较高的致死率和致残率，5 年脑卒中复发率达 15%~20%，复发性脑卒中致死率和致残率更高。因此，脑卒中二级预防尤为重要。

在一级预防中他汀类药物可以降低脑卒中的发生率，但在近期发生卒中或再发 TIA 后，这类药物能否降低卒中危险呢？胆固醇水平与脑出血又存在什么样的联系？

既往临床研究中入选的冠心病合并脑血管疾病的患者的数目相对较少，因此还不足以确定他汀对冠心病和有卒中病史患者再发卒中的效应。而入选的中年患者存在较高的冠心病风险但卒中风险较低，这又给研究造成了一定阻碍。例如，LIPID 试验发现 6.1 年随访期间安慰剂组卒中发生率仅为 4.5%，而冠心病或非致死性心肌梗死的发生率为 15.9%。

HPS 研究中有 3280 位研究对象有脑血管疾病病史，在这组人群中，辛伐他汀 40 mg/d 使 LDL-C 降低了 39%，但在再发卒中预防方面辛伐他汀并未显示出显著效应，治疗组和安慰剂组之间缺血性卒中或出血性卒中发生率并无显著差别。

同其他研究不同，强化降低胆固醇预防卒中（stroke prevention by aggressive reduction in cholesterol levels，SPARCL)研究的首要目的是确定 80 mg/d 阿托伐他汀的治疗是否可降低近期有卒中或 TIA 史、无已知冠心病或心房颤动患者的再发卒中危险，而不是将卒中作为二级终点事件。随机双盲研究在全球 205 个医疗中心进行，患者纳入标准为入组前 6 个月内发生过确诊的卒中/TIA，无已知冠心病、心房颤动，低密度脂蛋白胆固醇（LDL-C）为 100～190 mg/dl 的成人患者，共 4731 例患者入选，其中 2% 为脑出血的患者，缺血性卒中患者占 67%，TIA 患者占 31%。

患者被随机分为阿托伐他汀（80 mg/d）治疗组（2365 例）和安慰剂治疗组（2366 例）。主要研究终点为入组后发生非致死性卒中和致死性卒中的时间，次要终点为包括卒中/TIA、主要冠状动脉事件和主要心血管事件等在内的 7 个复合终点。中位随访期为 4.9 年（4.0～6.6 年）。期间阿托伐他汀组 78 人自动退出，63 人生死状况不详，15 人失访；安慰剂组 103 人自动退出，69 人生死状况不详，10 人失访。

阿托伐他汀组和安慰剂组患者年龄，性别构成，吸烟比例，血压水平，入选时 TIA、卒中事件、高血压、糖尿病比例等基线水平相似，相当比例的人群使用了抗血小板药物、抗高血压药物或其他他汀类药物。随访期间，阿托伐他汀组 LDL-C、TC、TG 水平均低于安慰剂组，HDL-C 水平与安慰剂组无显著差别。阿托伐他汀组和安慰剂组患者基线 LDL-C 水平相似。治疗 1 个月后，阿托伐他汀组 LDL-C 水平从 3.4 mmol/L（133 mg/dl）降至 1.6 mmol/L（61 mg/dl），降低 53%（$P<0.001$），而安慰剂组无显著改变。

随访期间，阿托伐他汀组有 265 例（11.2%）患者发生主要终点事件（任何非致死性和致死性卒中），其中致死性卒中 24 例（1.0%），非致死性卒中 274 例（10.4%）。安慰剂组有 311 例（13.1%）患者发生主要终点事件，其中致死性卒中 41 例

(1.7%)，非致死性卒中280例（11.8%）。在对基线情况进行校正后，阿托伐他汀组的主要终点事件发生危险显著低于安慰剂组，风险比为0.84，较安慰剂组低16%；致死性卒中危险也显著低于安慰剂组，风险比为0.57；非致死性卒中危险与安慰剂组相似。

事后分析结果也证实阿托伐他汀可显著降低卒中发生危险，阿托伐他汀组缺血性卒中风险比为0.78（$P=0.01$），未分类卒中风险比为0.55。阿托伐他汀组卒中总危险显著降低。

阿托伐他汀组卒中或TIA危险较安慰剂组降低23%。虽然出血性卒中发生数量较少，但阿托伐他汀组出血性卒中风险比较高（$P=0.02$），幸运的是两组间致死性出血性卒中的发生率无显著差异。阿托伐他汀组主要冠状动脉事件（心源性死亡、非致死性心肌梗死和心脏停搏后复苏）发生率为3.4%，显著低于安慰剂组（5.1%），发生危险降低35%。

此外，阿托伐他汀组在以下几项指标上也均明显好于安慰剂组：主要心血管事件发生率（14.1% $vs.$ 17.2%，$HR=0.80$，$P=0.002$），急性冠状动脉事件发生率（4.3% $vs.$ 6.4%，$P=0.001$），所有冠状动脉事件发生率（5.2% $vs.$ 8.6%，$P<0.001$），血运重建率（4.0% $vs.$ 6.9%，$P<0.001$），所有心血管事件发生率（22.4% $vs.$ 29.0%，$P<0.001$）。

阿托伐他汀组和安慰剂组在总死亡率上无显著差异（9.1% $vs.$ 8.9%，$P=0.98$），在心血管死亡率上也无显著差异（3.3% $vs.$ 4.1%，$P=0.11$）。

阿托伐他汀组和安慰剂组的严重不良事件（肌痛、肌病、横纹肌溶解）发生率无显著差异，阿托伐他汀组中肝酶水平升高者较安慰剂组多。

根据SPARCL研究结果推算：46例患者接受阿托伐他汀治疗5年，可预防1例次卒中事件；29例患者治疗5年，可预防1例次主要心血管事件；32例患者治疗5年，可预防1例次血运重建事件。

这些数据都支持了一个假设：卒中后早期使用阿托伐他汀治疗可以稳定粥样硬化斑块，可作用于卒中事件发生部位或其他部位。这与其他他汀试验的结论是一致的，即他汀治疗可稳定不稳定冠状动脉疾病患者罪犯血管或其他动脉的斑块。

对 SPARCL 研究中脑出血增加情况的思考：脑出血发生率很低，出血增加的绝对值仅为 0.9；基线的比例很低只有 2.7～3.0；而阿托伐他汀组治疗后心血管事件的总危险是显著降低的：致死性卒中下降 43%，非致死性卒中下降 13%，所有冠心病事件下降 42%。

通过对治疗后 LDL-C 的亚组分析，LDL-C 值 80～100 mg/dl，60～80 mg/dl，40～60 mg/dl 与 <40 mg/dl 各组主要终点事件的组成以及安全性基本上无显著差异。

我们可以得出结论：阿托伐他汀 80 mg/d 显著降低近期发生过卒中或 TIA 而无冠心病患者的再发卒中危险，降低达 16%；阿托伐他汀 80 mg/d 可同时降低主要冠状动脉事件（降低 35%）、冠心病事件（降低 42%）和血运重建危险（降低 45%）；虽然阿托伐他汀组出血性卒中稍微增多，但阿托伐他汀治疗使总的卒中危险性下降显著，这其中包括出血性卒中，证明了阿托伐他汀在卒中预防中的净效益。考虑到冠状动脉和血管事件的显著下降，他汀强化治疗的效益就更加明显。另外，患者对阿托伐他汀 80 mg/d 耐受性良好，肝和肌肉不良事件发生率低。

SPARCL 这一独特的里程碑式的研究证实阿托伐他汀 80 mg/d 显著降低近期发生过卒中/TIA 而无冠心病史患者的再发卒中风险。

他汀类药物在缺血性卒中和 TIA 预防的中国专家共识认为：他汀类药物是卒中一级预防和二级预防降脂治疗中的主要药物，他汀类药物预防缺血性卒中获益的趋势与预防冠心病事件获益的趋势一致。他汀对脑卒中有益影响的作用机制可能是多方面的：(1) 减少心肌梗死的发生：他汀类药物可降低血小板聚集，减少血栓形成。因此，可能通过降低心脏附壁血栓形成，从而减少心源性血栓栓塞脑血管，使脑卒中发生率下降。(2) 降低血压：降低胆固醇可使血压下降 2~5 mmHg，而血压的下降可使脑卒中的危险性减小。推测与他汀类药物改善损伤血管内皮功能，增加局部一氧化氮的释放，改变血管的弹性有关。(3) 延缓粥样斑块的进展和增加斑块的稳定性：他汀类药物可通过抑制泡沫细胞的形成，抑制基质金属蛋白酶活性，增加斑块中胶原的含量，减少血管损伤局部炎症因子的释放，动员并改善血管内皮祖细胞功能参与修复损伤内皮细胞，抑制血管平滑肌细胞的迁移和增殖等诸多综合作用，使粥样斑块稳定。(4) 神经保护作用：他汀类药物使 eNOS 合成增加，而后者可致血管扩张，增加脑血流量，减少缺血性脑卒中发作。另外可能还有抗炎、改善脑血管舒缩功能、抗血栓等其他非调脂效应。

随着对他汀类药物研究的不断深入，其临床应用的范围、时机和用药剂量也正在不断地被"突破"。由于他汀类药物调脂作用存在量效关系，强化调脂的初始剂量究竟多大最合理？是不是越大越好？使 LDL-C 达目标值的速度是否越快越好？合理的周期多长最合适？在尚无大规模临床证据以前，应有足够的耐心，还需综合考虑用药的费用效益比和安全性，治疗应个体化，宜循序渐进。

多项临床试验表明他汀类药物可降低缺血性脑卒中的发生，而贝特类药物是否具有同样作用呢？目前有关的临床干预试验有退伍军人高密度脂蛋白干预试验（veterans affairs high-density lipoprotein cholesterol intervention trial，VAHIT）和苯扎贝特防止梗死试验（Bezafibrate infarction prevention，BIP）。VAHIT 是在美国进行的一项双盲研究，入选 2531 例低 LDL 缺血性心脏病患者，随机服用吉非贝齐或安慰剂，平均随访 5.1

年，发现治疗组脑卒中相对危险性显著下降 25%。而在以色列进行的 BIP 试验中，虽然经过 6.2 年治疗后，苯扎贝特使 HDL 升高 18%，分别使 TG、LDL 降低 21% 和 6.5%，但未发现能降低脑卒中的发生率。上述两项试验结果的不同与入选时患者血脂基线水平的差异（VAHIT 患者 TG 较高、HDL 较低，而 BIP 患者 TC 和 LDL 水平较高）以及在 VAHIT 中有较多的患者在发生心肌梗死前服用阿司匹林有关。其他调脂药物，如烟酸类、树脂类等，对脑卒中的影响目前还缺乏大型临床试验证据。

四、降脂治疗与出血性卒中

随年龄增加，老年人潜在的出血性卒中风险增加。然而，危险老人服普伐他汀的前瞻研究（prospective study of pravastatin in the elderly at risk，PROSPER）表明普伐他汀 40 mg/d 并不增加出血性卒中危险性。在 TNT 研究中，低 LDL-C 水平的入选患者并未出现出血性卒中发生率的增加。

胆固醇过低的安全性引起人们关注。如果治疗将 LDL-C 降得很低，似乎没有主要安全问题。Wiviott 及其同事在普伐他汀或阿托伐他汀评估和感染-心肌梗死溶栓 22（pravastatin or atorvastatin evaluation and infarction-thrombolysis in myocardial infarction 22，PROVE IT-TIMI 22）研究中，应用接受他汀加强治疗患者的数据来评估急性冠状动脉综合征后 LDL 水平达到很低的安全性和功效，比较强化治疗（阿托伐他汀 80 mg/d）与常规治疗（普伐他汀 40 mg/d）患者的疗效差异。强化治疗组再根据治疗 4 个月的 LDL 值分为 5 组：＞100 mg/dl 组，80～100 mg/dl 组，60～80 mg/dl 组，40～60 mg/dl 组和＜40 mg/dl 组。比较达到指南推荐目标甚至更低的各组之间的基线、临床情况以及安全性数据。结果表明 1825 位患者中有 91% 的患者 LDL 已达标，14% 的患者 LDL 在 80～100 mg/dl，31% 在 60～80 mg/dl 之间，34% 在 40～60 mg/dl 之间，11% 的患者 LDL＜40 mg/dl。

LDL水平较低的患者多为男性、老人、有糖尿病或基线LDL就较低的人群。低LDL组与其他各组之间的安全参数无显著差异，包括肌酸激酶升高、肝肾功能损害等药物不良反应，颅内出血或死亡。LDL<40 mg/dl以及40～60 mg/dl组主要心血管事件如死亡、心肌梗死、卒中、再发缺血、再血管化治疗的发生率更低。相比LDL常规达标组（80～100 mg/dl），低LDL组不仅无治疗不良反应，甚至明显改善了临床效应，因此对于低LDL水平的患者不需改变强化治疗策略。

　　脑卒中在亚太地区发病率高，其对人类的危害极大，既往的治疗手段（降压、治疗性生活方式改变等）并不十分理想。血脂在何范围内是适合的，常规调脂治疗还是强化调脂治疗还有待明确，还需要建立脑卒中患者治疗的靶目标。至少，从多项临床试验中可以总结出：他汀在脑卒中的一级预防结果支持流行病学调查的血胆固醇与缺血性卒中呈正相关的结论，对出血性卒中无影响；他汀在脑卒中的二级预防结果支持流行病学调查的血胆固醇与缺血性卒中呈正相关的结论，存在出血可能性，要全方位、整体认识他汀治疗在脑卒中的二级预防时出血性增加的情况。

（贾　方　陆国平）

参考文献

1. Iso H, Jacobs DR, Wentworth D, et al. Serum cholesterol levels and six-year mortality in 350997 men screened for the multiple risk factor intervention trial. N Engl J Med, 1989, 320 (14): 904-910.
2. Nakaya N, Kita T, Mabuchi H, et al. Large-scale cohort study on the relationship between serum lipid concentrations and risk of cerebrovascular disease under low-dose simvastatin in Japanese patients with hypercholesterolemia: sub-analysis of the Japan Lipid Intervention Trial

(J-LIT). Circ J, 2005, 69: 1016-1021.
3. Milionis HJ, Liberopoulos E, Goudevenos J, et al. Risk factors for first ever acute ischemic non-embolic stroke in elderly individuals. Int J Cardiol, 2005, 99: 269-275.
4. Holanda MM, Filizola RG, Costa MJ, et al. Plasma lipoprotein (A) levels: a comparison between diabetic and non-diabetic patients with acute ischemic stroke. Arq Neuropsiquiatr, 2004, 62 (2A): 233-236.
5. Laloux P, Galanti L, Jamart J. Lipids in ischemic stroke subtypes. Acta Neurol Belg, 2004, 104: 13-19.
6. Colhoun HM, Betteridge DJ, Durrington PN, et al. Primary prevention of cardiovascular disease with atorvastatin in type 2 diabetes in the Collaborative Atorvastatin Diabetes Study (CARDS): multicentre randomized placebo-controlled trial. Lancet, 2004, 364: 685-696.
7. Goldstein LB, Adams R, Alberts MJ, et al. Primary prevention of ischemic stroke: a guideline from the American Heart Association/American Stroke Association Stroke Council: cosponsored by the Atherosclerotic Peripheral Vascular Disease Interdisciplinary Working Group; Cardiovascular Nursing Council; Clinical Cardiology Council; Nutrition, Physical Activity, and Metabolism Council; and the Quality of Care and Outcomes Research Interdisciplinary Working Group. Circulation, 2006, 113: e873-923.
8. Amarenco P, Labreuche J, Lavallée P, et al. Statins in stroke prevention and carotid atherosclerosis: systematic review and up-to-date meta-analysis. Stroke, 2004, 35 (12): 2902-2909.
9. Heart protection study collaborative group. MRC/BHF Heart Protection Study of cholesterol lowering with simvastatin in 20, 536 high-risk individuals: a randomized placebo-controlled trial. Lancet, 2002, 360 (9326): 7-22.
10. 4S group. Randomized trial of cholesterol lowering in 4444 patients with coronary heart disease: the Scandinavian Simvastatin Survival Study (4S). Lancet, 1994, 344: 1383-138.
11. Byington RP, Davis BR, Plehn JF, et al. Reduction of stroke events with pravastatin: the Prospective Pravastatin Pooling (PPP) Project.

Circulation. 2001, 103: 387-392.
12. Waters DD, LaRosa JC, Barter P, et al. Effects of high-dose atorvastatin on cerebrovascular events in patients with stable coronary disease in the TNT (Treating to New Targets) study. J Am Coll Cardiol, 2006, 48: 1793-1799.
13. Lipid study group. Prevention of cardiovascular events and death with pravastatin in patients with coronary heart disease and a broad range of initial cholesterol levels. The Long-Term Intervention with Pravastatin in Ischaemic Disease (LIPID) Study Group. N Engl J Med, 1998, 339: 1349-1357.
14. Collins R, Armitage J, Parish S, et al. Effects of cholesterol-lowering with simvastatin on stroke and other major vascular events in 20536 people with cerebrovascular disease or other high-risk conditions. Lancet, 2004, 363: 757-767.
15. Amarenco P, Bogousslavsky J, Callahan A, et al. High-dose atorvastatin after stroke or transient ischemic attack. N Engl J Med. 2006, 355: 549-559.
16. Werner N, Nickemg G, Laufs U. Pleiotropic effects of HMG-CoA reductase inhibitors. Basic Res Cardiol, 2002, 97: 105-116.
17. Wilkinson IB, Cockcroft JR. Pravastatin, blood pressure, and stroke. Hypertension, 2000, 36: E1-E2.
18. Walter DH, Ritting K, Bahlmann FH, et al. Statin therapy accelerates re endothelialization. Circulation, 2002, 105: 3017.
19. Cimino M, Balduini W, Carloni S, et al. Neuroprotective effect of simvastatin in stroke: a comparison between adult and neonatal rat models of cerebral ischemia. NeuroToxicology, 2005, 26: 929-933.
20. Rubins HB, Robins SJ, Collins D, et al. Gemfibrozil for the secondary prevention of coronary heart disease in men with low levels of high-density lipoprotein cholesterol. N Engl J Med, 1999, 341: 410-417.
21. BIP study group. Secondary prevention by raising HDL cholesterol and reducing triglycerides in patients with coronary artery disease. Circulation, 2000, 102: 21-27.

22. Shepherd J, Blauw GJ, Murphy MB, et al. Pravastatin in elderly individuals at risk of vascular disease (PROSPER): a randomized controlled trial. Lancet, 2002, 360: 1623-1630.
23. Wiviott SD, Cannon CP, Morrow DA, et al. Can low-density lipoprotein be too low? The safety and efficacy of achieving very low low-density lipoprotein with intensive statin therapy: a PROVE IT-TIMI 22 substudy. J Am Coll Cardiol, 2005, 46: 1411-1416.

第八章 调脂治疗的联合用药实践

要点：

- 联合用药的目的是减少剂量，降低毒性，增加疗效。
- 联合用药的治疗对象为严重血脂异常者，尤其是严重混合型血脂异常者。
- 他汀类与贝特类合用：对高胆固醇血症伴有高甘油三酯患者疗效好。
- 他汀类与依折麦布合用：对冠心病高危患者降低 LDL-C 有最好的协同作用。
- 烟酸类与贝特类合用：对降低甘油三酯，提高 HDL-C 疗效好。

"调脂治疗冠心病的首要目标是降低低密度脂蛋白胆固醇（low density lipoprotein cholesterol，LDL-C）水平，降低 LDL-C 水平的首选药物是他汀"这一理念已获得医学界认同。然而，大剂量他汀长期治疗后仍有 70%～80% 的临床事件未获改善。他汀剂量加倍，LDL-C 水平只能再降低 6%。即使使用大剂量他汀，部分患者也难以达到指南要求的 LDL-C 目标值，而其所致的不良反应却会明显增加。另外，他汀对高甘油三酯（TG）及高密度脂蛋白胆固醇（HDL-C）的影响相对较小。大量的研究结果已经证实，仅靠加大单类调脂药物剂量来取得 LDL-C 的更低水平不实际，也不全面。尽管调脂药物的毒副作用不是很大，但剂量增加使毒副作用增加不可避免，须提高警惕。因此联合用药是治疗高脂血症不可回避的一种临床疗法，它必然提高疗效，但也会带来一些风险，所以必须密切监测安全指标，防止致命的横纹肌溶解症等不良反应。

联合用药的治疗对象为严重血脂异常者，尤其是严重混合型血脂异常者。国内主流倾向认为：首选单药治疗。进行联合用药应十分慎重，应考虑疗效与风险。在调脂治疗中，不是任何药物都可以联合应用的，有些药物联合使用时会增加毒性，引发严重后果。必须联合用药时，也不容迟疑，但应从较小剂量开始，密切观察临床反应，注意询问有无肌无力、肌痛等肌肉症状并监测安全指标［肌酸激酶（CK）、谷丙转氨酶（ALT）、肌酐（Cr）、尿素氮（BUN）］；ALT大于正常上限3倍、CK大于正常上限5倍、Cr和BUN明显异常，应停药。

为了提高血脂达标率，同时降低不良反应的发生率，不同类别调脂药的联合应用是一条合理的途径。由于他汀类药物作用肯定、不良反应少、可降低总死亡率以及有降脂作用外的多效性作用，联合降脂方案多由他汀类药物与另一种降脂药物组成。

一、他汀类与依折麦布联合应用

他汀类竞争性抑制细胞内胆固醇合成早期过程中限速酶的活性，继而上调细胞表面LDL受体，加速血浆LDL的分解代谢，此外还可抑制VLDL的合成。因此他汀类药物能显著降低TC、LDL-C和apo B，也降低TG水平和轻度升高HDL-C。此外，他汀类还可能具有抗炎、保护血管内皮功能等作用，这些作用可能与冠心病事件减少有关。近二十年来临床研究显示他汀类是当前防治高胆固醇血症和动脉粥样硬化性疾病非常重要的药物。

大量循证医学证据，包括4S、CARE、LIPID、WOSCOPS和AFCAPS/TexCAPS等大规模临床试验相继发表，为他汀类药物防治冠心病提供了坚实的证据。这些大规模临床试验被认为在冠心病防治史上具有里程碑式的意义,其共同特点是这些试验都证实他汀类药物降低 TC、LDL-C 和 TG 水平,升高 HDL-C 水平,其中特别显著的是 LDL-C 水平大幅度降低,冠心病死亡率和致残率明显降低,尤其是总死亡率显著降低而非心血管病死亡率(如癌症、自杀等)并未增加。研究结果一致肯定了用他汀类药物进行降脂治疗在冠心病的一级和二级预防中取得的益处,并显示了该类降脂药物长期应用的良好安全性。随后 AVERT、MIRACL、LIPS、HPS、PROSPER、ASCOT、PROVE-IT、TNT 和 IDEAL 等一系列临床试验更广泛、更深入地探讨了他汀类药物在不同阶段不同范围冠心病患者中的临床应用效果。试验结果使他汀类药物的用途从稳定型心绞痛的二级预防扩展到冠心病急性发病时,以及存在不同危险的人群。试验还探讨对高危冠心病患者积极进行降脂治疗的可能性和价值。21 世纪初,使血清 LDL-C 降至 2.5 mmol/L 已完全成为可能并证明即使高危患者也确实受益,因而此水平被定为防治的目标值。新的他汀类药物问世使 LDL-C 降到更低水平成为可能。冠状动脉旁路移植术后试验(Post-CABG)、AVERT、MIRACL、PROVE-IT,TNT 和 IDEAL 研究结果均显示积极降脂治疗使 LDL-C 降至 2.0 mmol/L 左右可获得更大的临床益处。因此 2004 年后认为对极高危人群,将 LDL-C 降至更低的水平也是一种合理的临床选择。

国内已上市的他汀类药物有:洛伐他汀(lovastatin)、辛伐他汀(simvastatin)、普伐他汀(pravastatin)、氟伐他汀(fluvastatin)和阿托伐他汀(atorvastatin)。已完成临床试验的有瑞舒伐他汀(rosuvastatin),正在进行临床研究的有匹他伐他汀(pitavastatin)。他汀类药物使 LDL-C 降低 18%～55%,HDL-C 升高 5%～15%,TG 降低 7%～30%。5 种在我国已上市的他汀类药物降低 TC、LDL-C 和 TG 以及升高 HDL-C 的不同剂量疗效比较见表 1-5。他汀类药物降低 TC 和 LDL-C 的作用虽与药物剂量有相关性，但不呈直线相关关系。当他汀类药物的剂量增大一倍时，其降低 TC 的幅度仅增加 5%，降低 LDL-C 的幅度增加 5%～7%。

当前认为，使用他汀类药物应使 LDL-C 至少降低 30%～40%，要达到这种降低幅度所需各他汀类药物剂量见表 1-6。

另外，国产中药血脂康胶囊含有多种天然他汀成分，其中主要是洛伐他汀。常用剂量为 0.6 g，2 次/天，可使 TC 降低 23%，LDL-C 降低 28.5%，TG 降低 36.5%，HDL-C 升高 19.6%。

依折麦布（ezetimibe）是一种胆固醇吸收抑制剂。口服后被迅速吸收，且广泛的结合成依折麦布-葡萄糖苷酸，作用于小肠细胞的刷状缘，有效地抑制胆固醇和植物固醇的吸收。由于减少胆固醇向肝脏的释放，促进肝脏 LDL 受体的合成，又加速 LDL 的代谢。临床上常用剂量为 10 mg/d，使 LDL-C 约降低 18%，与他汀类药物合用对 LDL-C、HDL-C 和 TG 的作用进一步增强，未见有临床意义的药物间药代动力学的相互作用，安全性和耐受性良好。

已有较多的临床试验观察了依折麦布与他汀类药物联合应用的降脂效果和安全性。10 mg/d 依折麦布与 10 mg/d 阿托伐他汀或辛伐他汀联合应用，降低 LDL-C 的作用与 80 mg/d 阿托伐他汀相当，使降脂达标率由单用他汀的 19% 提高到合用的 72%。依折麦布与其他他汀类药物合用也有同样效果。合用并不增加他汀类药物的不良反应。因此，依折麦布与低剂量他汀联合治疗使降脂疗效大大提高，达到高剂量他汀类药物的效果，但无大剂量他汀类药物发生不良反应的风险。因此，在大剂量使用他汀类药物仍不能达标时，加用依折麦布也不失为当前的最佳选择。依折麦布不良反应少，联合使用他汀类药物和依折麦布治疗的患者耐受性好。联合治疗不增加肝毒性、肌病和横纹肌溶解的发生率。近期公布的依折麦布联合辛伐他汀治疗家族性高胆固醇血症研究（ezetimibe and simvastatin in hypercholesterolemia enhances atherosclerosis regression，ENHANCE）显示，联合用药组和单药组平均 LDL-C 水平分别降低 58% 和 41%，联合用药组 LDL-C 水平平均降幅比单药组大 17%，两组间差异非常显著（$P<0.01$）。但两组间的主要终点——颈动脉内膜中层厚度（cIMT）的平均变化值无显著差异，心血管事件发生率及治疗相关的不良反应也相近。

二、他汀类与贝特类药物联合应用

贝特类药物亦称苯氧芳酸类药物，此类药物通过激活过氧化物酶增生体活化受体 α（peroxisome proliferator-activated receptorα，PPARα），刺激脂蛋白脂酶（lipoprotein lipase，LPL）、apoAⅠ和 apo AⅡ基因的表达，以及抑制 apo CⅢ基因的表达，增强 LPL 的脂解活性，有利于去除血液循环中富含 TG 的脂蛋白，降低血浆 TG 和提高 HDL-C 水平，促进胆固醇的逆向转运，并使 LDL 亚型由小而密颗粒向大而疏松颗粒转变。

临床上可供选择的贝特类药物有：非诺贝特（片剂 0.1g，3 次/日；微粒化胶囊 0.2g，1 次/日）；苯扎贝特 0.2g，3 次/日；吉非贝齐 0.6g，2 次/日。贝特类药物平均可使 TC 降低 6%~15%，LDL-C 降低 5%~20%，TG 降低 20%~50%，HDL-C 升高 10%~20%。其适应证为高甘油三酯血症或以 TG 升高为主的混合型高脂血症和低高密度脂蛋白血症。

临床试验包括赫尔辛基心脏研究（Helsinki heart study，HHS）、美国退伍军人管理局 HDL-C 干预试验（veterans administration HDL-cholesterol intervention trial，VA-HIT）、苯扎贝特心肌梗死预防研究（Bezafibrate infarction prevention，BIP）、糖尿病动脉粥样硬化干预研究（diabetes atherosclerosis intervention study，DAIS）和非诺贝特在糖尿病患者中的干预预防事件试验（the fenofibrate intervention and event lowering in diabets，FIELD）等证实，贝特类药物可能延缓冠状动脉粥样硬化的进展，减少主要冠状动脉事件。HHS证实，吉非贝齐使TG降低43%，也降低冠心病事件发生率。VA-HIT以低HDL-C水平为主要血脂异常的冠心病患者为研究对象，其目的是观察应用药物升高HDL-C和降低TG能否减少冠心病事件的发生率。结果表明，吉非贝齐治疗5年后TG降低31%，HDL-C升高6%，LDL-C无明显变化；非致死性心肌梗死或冠心病死亡（一级终点）发生的相对危险性下降22%；同时发生卒中的危险性下降；但死亡的危险性下降未达到统计学意义；无自杀、癌症死亡的危险性增加。BIP研究表明对有心肌梗死或心绞痛病史者，苯扎贝特治疗6.2年，与安慰剂组比较，致死性和非致死性心肌梗死/猝死（一级终点）相对危险性降低9%（$P>0.05$）；亚组分析表明，基线TG>2.26 mmol/L（200 mg/dl）者，苯扎贝特治疗组一级终点的相对危险性降低40%（$P<0.05$）。在FIELD研究中，低危糖尿病患者用非诺贝特治疗5年，与安慰剂组比较，非致死性心肌梗死和总心血管事件显著减少，但死亡率减低未达到统计学意义。

他汀类与贝特类药物的联合治疗适用于混合型高脂血症患者，目的为使TC、LDL-C和TG的水平明显降低，HDL-C水平明显升高。此种联合用药适用于治疗有致动脉粥样硬化的血脂异常，尤其是糖尿病和代谢综合征时伴有的血脂异常。联合治疗可明显改善血脂谱。由于他汀类和贝特类药物均有潜在损伤肝功能的可能，并有发生肌炎和肌病的危险，合用时发生不良反应的机会增多，他汀类和贝特类药物联合应用的安全性应高度重视。因此，开始合用时宜都用小剂量，采取早晨服用贝特类药物，晚上服用他汀类药物，避免血药浓度的显著升高。密切监测ALT、AST和CK，如无不良反应，可逐步增加剂量。治疗期间继续注意肌肉症状，监测ALT、AST和CK。对于老年、女性、肝肾疾病、甲状腺功能减退的患者，慎用他汀类和贝特类联合治疗，并尽量避免与大环内酯类抗生素、抗真菌药物、环孢素、HIV蛋白酶抑制剂、地尔硫䓬、胺碘酮等药物合用。贝特类药物中，吉非贝齐与他汀类合用发生肌病的危险性相对较多，但其他贝特类如非诺贝特与他汀类合用时，发生肌病的危险性较少。

Pauciullo等对氟伐他汀（40 mg/d）单用和联合苯扎贝特（400 mg/d）治疗混合型高脂血症的安全性和有效性进行了研究，发现氟伐他汀与苯扎贝特联合治疗优于任何一种单药的治疗效果，可使LDL-C下降24%，TG下降38%，HDL-C升高22%，而且具有良好的安全性和耐受性。Ellen等评估了长期使用非诺贝特和他汀类治疗高TG和LDL的高脂血症的远期疗效和安全性。对80名纳入患者的治疗前后进行了比较，先单用普伐他汀20 mg，每日一次或辛伐他汀10 mg，每日一次（共39例），非诺贝特300 mg，每日一次（共41例），进入联合用药研究阶段时，治疗前测定空腹生化指标，然后服用非诺贝特300 mg，每日一次或微粉化的非诺贝特200 mg，每日一次，与普伐他汀20 mg，每日一次（63例）或辛伐他汀10 mg，每日一次（17例）合用。结果发现，非诺贝特联合小剂量普伐他汀或辛伐他汀治疗肝肾功能正常的混合型高脂血症患者是安全有效的。

Liamis等用小剂量阿托伐他汀（5 mg/d）与贝特类合用治疗22例混合型高脂血症患者，TC、LDL-C和TG均明显降低，HDL-C明显升高，无1例出现不良反应，包括肌酶和肝酶异常。作者认为小剂量阿托伐他汀与贝特类合用能有效治疗混合型高脂血症和避免不良反应，但这组病例较少，而且是在单用贝特类12周未能达标后再加用小剂量阿托伐他汀观察了12周，时间较短。Alt hyros等比较单用阿托伐他汀、微粉化非诺贝特及两者合用治疗2型糖尿病混合型高脂血症患者120例，结果合用组患者全部血脂指标均获改善：TC下降37%；LDL-C下降46%，97.5%受试者LDL-C低于100 mg；TG下降50%，全部降至 200 mg/dl 以下；HDL-C 上升 22%，其中 60% 的患者 HDL-C>45 mg/dl，明显优于单药治疗组；10 年发生心肌梗死的可能性由 21.6% 降为 4.2%，且未发生不良反应，包括 CK 和肝酶的异常增高，无 1 例因不良反应中止观察。

国人李景荣等观察了高危心血管病患者联合应用他汀类和贝特类或烟酸的安全性。他们分析并随访了 1999 年 1 月至 2002 年 3 月住院或门诊的高脂血症患者，同时服用他汀类和贝特类或烟酸的患者共 108 例（男 72 例，女 36 例），平均年龄（55.6±11.1）岁。结果发现，患者耐受性较好，因肌痛或胃肠道反应停药者 9 例，所有患者在停药后上述症状消失，1 例患者虽无症状但 CK 超过正常上限的 3 倍，由医生建议停药，3 例因药费太贵停药，5 例因效果不理想改为其他降脂方案（其中 3 例改为较大剂量的他汀类药物），另外 3 例患者自行停药，原因不清，无 1 例患者发生横纹肌溶解。疗效方面，联合应用降脂药物较单一降脂药物能更有效地降低 TC、LDL-C、TG 和升高 HDL-C。

三、他汀类与烟酸类药物联合应用

烟酸属 B 族维生素，当用量超过作为维生素作用的剂量时，可有明显的降脂作用。烟酸的降脂作用机制尚不十分明确，可能与抑制脂肪组织中的脂解和减少肝中 VLDL 合成和分泌有关。已知烟酸可增加 apo AⅠ和 apo AⅡ的合成。

烟酸有速释型和缓释型两种剂型。速释型不良反应明显，一般难以耐受，现多已不用。缓释型烟酸片不良反应明显减轻，较易耐受。轻中度糖尿病患者坚持服用，也未见明显不利作用。烟酸缓释片常用量为 1~2 g，1 次/日。一般临床上建议，开始用量为 0.375~0.5 g/d，睡前服用；4 周后增量至 1 g/d，逐渐增至最大剂量 2 g/d。烟酸可使 TC 降低 5%~20%，LDL-C 降低 5%~25%，TG 降低 20%~50%，HDL-C 升高 15%~35%。

适用于高甘油三酯血症、低高密度脂蛋白血症或以 TG 升高为主的混合型高脂血症。

临床试验包括冠心病药物治疗方案（coronary drug project，CDP）、降低胆固醇和动脉硬化研究（cholesterol-lowering atherosclerosis study，CLAS-Ⅰ）、家族性粥样硬化治疗研究（familial atherosclerosis treatment study，FATS）、高密度脂蛋白粥样硬化治疗研究（HATS）、降胆固醇治疗时观察动脉生物学（arterial biology for the investigation of the treatment effects of reducing cholesterol 2，ARBITER2）等研究证实，烟酸能降低主要冠状动脉事件，并可能减少总死亡率。CDP 的入选患者经过 6 年治疗，单用烟酸治疗与安慰剂组相比，可降低非致死性心肌梗死的危险达 27%；随访 15 年，烟酸组与安慰剂组相比，总死亡率降低 11%。冠状动脉血管造影显示，烟酸能延缓冠状动脉粥样斑块的进展。在 CLAS-Ⅰ中，两年的烟酸/考来替泊联合治疗明显减缓动脉粥样斑块进程，并促使冠状动脉斑块消退，治疗组斑块消退 16.2%，而对照组为 2.4%。继续治疗两年（CLAS-Ⅱ）试验也证实这些益处，治疗组只有 14% 发生新的冠状动脉斑块，而对照组有 40%；已存在冠状动脉粥样斑块的患者中治疗组斑块消退者有 18%，而对照组只有 6%。在 FATS 中，对照组中 46% 受试者冠状动脉病变有进展，11% 斑块消退；而烟酸/考来替泊联合治疗组 25% 有进展，39% 斑块消退。在 HATS 中，治疗 3 年后，安慰剂组平均冠状动脉狭窄进展 3.9%；而烟酸加辛伐他汀治疗组消退 0.4%，临床事件相对减少 60%。一项使用高分辨率核磁共振的研究显示，与对照组相比，烟酸治疗组的颈动脉斑块脂质核心区域变小，脂质成分减少。在 ARBITER2 研究中，对伴有低 HDL-C 水平的冠心病患者，在已常规使用他汀类药物的基础上，加用缓释型烟酸治疗，检测颈动脉内中膜厚度（CIMT）变化以评估粥样硬化进程。加用中等量烟酸（1 g/d）治疗 12 个月后，HDL-C 水平提高了 21%

(39~47 mg/dl)，对照组的平均 CIMT 增长明显 (0.044 mm±0.100 mm)，而联合治疗组 CIMT 无改变 (0.014 mm±0.104 mm)。结果表明，联合烟酸治疗减缓了 CIMT 即动脉粥样硬化发展进程。

因此，在常规他汀类药物治疗的基础上，加用小剂量烟酸是一种合理的联合治疗方法，其结果表明联合治疗可显著升高 HDL-C，而不发生严重的不良反应。高密度脂蛋白动脉粥样硬化治疗研究（HATS）发现烟酸与他汀类联合治疗可进一步降低心血管死亡、非致死性心肌梗死和血管重建术的比例。缓释型烟酸与洛伐他汀复方制剂的临床观察证实其疗效确切、安全，更利于血脂全面达标。

联合使用他汀类和烟酸缓释剂的患者中，仍有 6% 因潮红难以耐受而停药。目前的研究并未发现他汀类药物和烟酸缓释剂联用增加肌病和肝毒性事件的发生。但由于烟酸增加他汀类药物的生物利用度，可能有增加肌病的危险，同样需要监测 ALT、AST 和 CK，指导患者注意肌病症状，一旦发现征兆，及时就诊。联合治疗较单用他汀类治疗有升高血糖的危险，但缓释制剂使这一问题大为减轻，糖尿病也并非是这种合用的禁忌证。在联合使用他汀类和烟酸时，应加强血糖监测。

四、他汀类与胆酸螯合剂联合应用

胆酸螯合剂主要为碱性阴离子交换树脂，在肠道内能与胆酸呈不可逆结合，因而阻碍胆酸的肠肝循环，促进胆酸随大便排出体外，阻断胆汁酸中胆固醇的重吸收。通过反馈机制刺激肝细胞膜表面的 LDL 受体，加速血液中 LDL 清除，结果使血清 LDL-C 水平降低。

常用的胆酸螯合剂有考来烯胺（每日 4~16 g，分 3 次服用），考来替泊（每日 5~20 g，分 3 次服用）。胆酸螯合剂可使 TC 降低 15%~20%，LDL-C 降低 15%~30%，HDL-C 升高

3%～5%；对 TG 无降低作用甚或稍有升高作用。临床试验证实这类药物能降低主要冠状动脉事件和冠心病死亡。

两药合用有协同降低血清 LDL-C 水平的作用。他汀类与胆酸螯合剂联用可增加各自的降脂作用，并且研究还表明，两者联用可延缓动脉粥样硬化的发生和发展进程，可减少冠心病事件的发生。他汀类与胆酸螯合剂合用并不增加其各自的不良反应，且可因减少用药剂量而降低发生不良反应的风险。由于胆酸螯合剂具体服用的一些不便，此种联合方案仅用于其他治疗无效或不能耐受者。

五、他汀类与 ω-3 脂肪酸联合应用

ω-3 脂肪酸：ω-3 长链多不饱和脂肪酸主要为二十碳戊烯酸和二十二碳己烯酸，二者为深海鱼油的主要成分，制剂为其乙酯，高纯度的制剂用于临床。ω-3 脂肪酸制剂降低 TG 和轻度升高 HDL-C，对 TC 和 LDL-C 无影响。当用量为 2～4 g/d 时，可使 TG 下降 25%～30%。ω-3 脂肪酸主要用于治疗高甘油三酯血症；可以与贝特类合用治疗严重高甘油三酯血症，也可与他汀类药物合用治疗混合型高脂血症。ω-3 脂肪酸还有降低血压、抗血小板聚集和炎症的作用，改善血管反应性。GISSI 预防研究（GISSr-prebenzione trial）对心肌梗死后患者用 ω-3 脂肪酸（800 mg/d）治疗 3.5 年，与安慰剂组比较，全因死亡危险降低 70%，冠心病死亡危险降低 30%，猝死危险减少 45%。该类制剂的不良反应不常见，约有 2%～3% 患者服药后出现消化道症状如恶心、消化不良、腹胀、便秘；少数病例出现转氨酶或 CK 轻度升高，偶见出血倾向。有研究表明，每日剂量高至 3 g 时，临床上无明显不良反应。与他汀类药物或其他降脂药合用时，无不良的药物相互作用。ω-3 脂肪酸制剂（多烯酸乙酯）中的 EPA+DHA 含量应大于 85%，否则达不到临床调脂效果。ω-3 脂肪酸制剂的常用剂量为 0.5～1 g，3 次/日。近来还发现 ω-3

脂肪酸有预防心律失常和猝死的作用。

他汀类药物与ω-3脂肪酸合用可用于治疗混合型高脂血症。临床观察辛伐他汀（20 mg/d）联合应用ω-3脂肪酸可进一步降低TG、TC和apoE。他汀类药物同ω-3脂肪酸制剂合用是临床治疗混合型高脂血症有效而安全的选择。他汀类药物与鱼油制剂联合应用并不会增加各自的不良反应。由于服用较大剂量的ω-3多不饱和脂肪酸有增加出血的危险，并且对糖尿病和肥胖患者会增加热卡的摄入而不利于长期应用。

六、小结

联合用药的目的是减小剂量，降低毒性，增强疗效（协同作用）。适用于严重血脂异常，尤其是严重混合型血脂异常者。警惕：他汀类和贝特类的吉非贝齐合用偶有增加毒性，引发致命的横纹肌溶解的结果。应注意：一般在首选单药治疗无效时进行联合用药，应慎重考虑疗效与风险，联合用药时，应从较小剂量开始，谨慎观察临床反应（肌痛、肌无力）及检测安全指标（CK、ALT、Cr、BUN）；ALT高于正常上限3倍、CK高于正常上限5倍、Cr和（或）BUN明显异常即应考虑减量或停药。但临床上当有轻度上述异常时，患者常自动停药。

因此，对单用一种药无效或混合型血脂异常，尤其对高危或极高危患者和基础LDL-C水平较高者应不必迟疑进行联合用药，常用的配伍为：

1. 他汀类与小剂量烟酸衍生物如阿昔莫司（乐之平）合用，尤其可升高HDL-C。

2. 烟酸类与贝特类合用　对降低TG，升高HDL-C疗效好。

3. 他汀类与贝特类合用　对混合型高胆固醇伴有高甘油三酯血症疗效好。

4. 他汀类与胆固醇吸收抑制剂依折麦布合用通过双向抑制胆固醇两个主要来源——肝合成和小肠吸收，对冠心病高危患者降低 LDL-C 有最好的协同作用。

5. 胆固醇吸收抑制剂依折麦布与烟酸类或非诺贝特合用，主要用于治疗混合型血脂异常或用于持续高 TG 并且服用他汀类药物时出现肝功能异常者。虽然未来他汀类仍是大多数血脂异常患者的首选药物，但增强安全性可能是未来血脂异常治疗的发展趋势。因此，主要通过小肠抑制外源性胆固醇吸收的依折麦布不影响肝细胞代谢，与任何药物无相互作用，有较好的应用前景。

6. 他汀类与 ω-3 脂肪酸合用　前者降 TC，后者降 TG，但只有 ω-3 脂肪酸含量高达 70% 以上的深海鱼油才有良好的调脂作用。在他汀类药物与 ω-3 脂肪酸联用较为安全有效的具体组合中，较多选用氟伐他汀（来适可）与脉乐康联用。

总之，联合降脂药物治疗必须将安全性放在第一位。不是任何药物都可合用，多数他汀类药需与肝细胞色素 P450 同工酶结合后代谢，若和另一种与细胞色素 P450 同工酶结合的药物合用可能发生竞争性结合而影响其代谢，从而增加他汀类的肌痛、肌炎甚至引发横纹肌溶解，严重者可引起急性肾衰竭。他汀类药与红霉素、烟酸及贝特类药（尤其是吉非贝齐）合用易发生严重不良反应，联用时应从小剂量开始并定期询问有无肌痛、肌无力等症状，ALT 高于正常上限 3 倍，CK 高于正常上限 5 倍，应及时停药。

（何汝敏　陆国平）

参考文献

1. 中国成人血脂异常防治指南制定联合委员会. 中国成人血脂异常防治指南. 中华心血管病杂志, 2007, 5 (35): 390-415.
2. 赵水平. 他汀治疗学. 长沙：中南大学出版社, 2005.
3. Ballantyne CM, Blazing MA, King TR, et al. Efficacy and safety of ezetimibe

coadministered with simvastain compared with atorvastatin in adults with hypercholesterolemia. Am J Cardiol, 2004, 93 (12): 1487-1497.
4. Ballantyne CM, Houri J, Notarbartolo A, et al. Effect of ezetimibe coadministered with atorvastatin in 628 patients with primary hypercholesterolemia. A prospective, randomized, double-blind trial. Circulation, 2003, 107 (19): 2409-2415.
5. Pearson TA, Denke MA, McBride PE, et al. A community-based randomized trial of ezetimibe added to stain to attain NCEP ATP Ⅲ goals for LDL cholesterol in hypercholesterolemic patients: the ezetimibe added to stain for effectiveness (EASE) trial. Mayo Clin Proc, 2005, 80 (5): 587-595.
6. Keech A, Simes RJ, Barter P, et al, for the FIELD Study investigators. Effects of long-term fenofibrate therapy on cardiovascular events in 9795 people with typ 2 diabetes mellitus (the FIELD study): randomized controlled trial. Lancet, 2005, 366 (9500): 1849-1861.
7. Wierzbicki AS, Mikhailids DP, Wray R, et al. Stain-fibrate combination: therapy for hyperlipidemia: a review. Curr Med Res Opin, 2003, 19 (3): 155-168.
8. Farnier M. Combination Therapy with an HMG-CoA reductase inhibitor and a Fibric Acid Derivative: A Critical Review of Potential Benefits and Drawbacks. Am J Cardiovasc Drugs, 2003, 3 (3): 169-178.
9. Yim BT, Chong PH. Niacin-ER and lovastatin treatment of hypercholesterolemia and mixed dyslipidemia. Ann Pharmacother. 2003; 37 (1): 106-115.
10. Bays HE. Dujo vne CA, McGovern ME, et al. Advicor Versus Other Cholesterol-Modulating Agents Trial Evaluation. Comparison of once-daily, niacin extended-release/lovastatin with standard doses of atorvastatin and simvastatin (the Advicor Versus Other Cholesterol-Modulating Agents Trial Evaluation [ADVOCATE]). Am J Cardiol, 2003, 91 (6); 667-672.
11. Knapp HH, Schrott H, Ma P, et al. Efficacy and safety of combination simvastatin and Colesevelam in patients with primary hypercholesterol-

emia. Am J Med, 2001, 110 (5): 352-360.
12. Durrington PN, Bhatnagar D, Mackness Ml, et al. An omega-3 polyunsaturated fatty acid concentrate administered for one year decreased triglycerides in simvastatin treated patients with coronary heart disease and persisting hypertriglyceridaemia. HEART, 2001, 85 (5): 544-548.

第九章 调脂治疗的安全用药实践

要点：

- 调脂药物治疗需要个体化，治疗期间必须始终监测安全性。
- 依据患者的心血管病状况和血脂水平选择药物和起始剂量。
- 在药物治疗时，必须监测不良反应，主要是定期检测肝功能和血 CK。
- 在用药过程中应询问患者有无肌痛、肌压痛、肌无力、乏力和发热等症状。
- 如果 AST 或 ALT 超过正常上限的 3 倍，应暂停给药。血 CK 升高超过 5 倍应停药。

调脂治疗应秉承《中国成人血脂异常防治指南》中积极谨慎的态度及个体化治疗原则，充分权衡效益与风险，选用合适药物及合适剂量，针对不同风险人群，进行个体化治疗，在保障安全效益的前提下去争取更佳的疗效。

血脂异常的治疗一般需要长期坚持，方可获得明显的临床益处。服药期间应定期随诊，关注药物安全性，根据血脂改变而调整用药。如果血脂未能降至达标，则应增加药物的剂量或改用其他降脂药物，也可考虑联合用药。若经治疗后血脂已降至正常或已达到目标值，则继续按同等剂量用药，除非血脂已降至很低时，一般不要减少药物的剂量。长期连续用药时，应每 3～6 个月复查血脂，并同时复查肝肾功能和测肌酸激酶，坚持随访和监测用药的安全性。

降脂药物治疗需要个体化，治疗期间必须始终监测安全性。

依据患者的心血管病状况和血脂水平选择药物和起始剂量。在药物治疗时，必须监测不良反应，主要是定期检测肝功能和血CK。如 AST 或 ALT 超过正常上限的 3 倍［即 3×ULN（upper limits of normal，ULN，表示酶学指标的正常上限升高倍数）］，应暂停给药。停药后仍需每周复查肝功能，直至恢复正常。在用药过程中应询问患者有无肌痛、肌压痛、肌无力、乏力和发热等症状，血 CK 升高超过 5×ULN 应停药。用药期间如有其他可能引起肌溶解的急性或严重情况，如败血症、创伤、大手术、低血压和抽搐等，应暂停给药。

一、调脂药物的常见不良反应及安全用药

1. 他汀类

大多数人对他汀类药物的耐受性良好，不良反应通常较轻且短暂，包括头痛、失眠、抑郁以及消化不良、腹泻、腹痛、恶心等消化道症状。有 0.5%～2.0% 的病例发生肝转氨酶如 ALT 和 AST 升高，且呈剂量依赖性。由他汀类药物引起并进展成肝功能衰竭的情况罕见。减少他汀类药物剂量常可使升高的转氨酶回落；当再次增加剂量或选用另一种他汀类药物后，转氨酶常不一定再次升高。胆汁郁积和活动性肝病被列为使用他汀类药物的禁忌证。

他汀类药物可引起肌病，包括肌痛、肌炎和横纹肌溶解。肌痛表现为肌肉疼痛或无力，不伴 CK 升高。肌炎有肌肉症状，并伴 CK 升高。横纹肌溶解是指有肌肉症状，伴 CK 显著升高超过正常上限的 10 倍（即 10×ULN）和肌酐升高，常有褐色尿和肌红蛋白尿，这是他汀类药物最危险的不良反应，严重者可以引起死亡。

他汀类药物导致的肌病，其发生机制尚不明确，可能与下列因素有关：① 他汀类阻断了合成辅酶 Q 的中间产物——法基尼焦磷酸（farnesylpyrophosphate）的产生，而辅酶 Q 参与线粒体氧化磷酸化的电子传递，辅酶 Q 代谢降低引起肌细胞病变。

② 他汀类与细胞色素 P450 系统的交互作用可能与肌病有关，已知当他汀类与其他经细胞色素 P450 尤其是 CYP3A4 同工酶代谢的药物，如环孢素、大环内酯类抗生素、某些抗真菌药和烟酸类合用时可增加肌肉毒性。

在安慰剂对照试验中，不同他汀类药物的肌肉不适发生率不同，一般在 5% 左右。有些患者无肌肉不适而有轻至中度的 CK 升高，由于 CK 升高不具特异性，与药物的关系须仔细分析后判定。接受他汀类药物治疗的患者出现严重的肌炎（以肌肉疼痛、触痛或无力，通常伴 CK 水平高于 $10 \times ULN$ 为特征）可导致横纹肌溶解、肌红蛋白尿和急性肾坏死，威胁生命。过去曾上市的西立伐他汀因严重肌炎和横纹肌溶解发生较多而不再被应用。肌炎最常发生于合并多种疾病和（或）使用多种药物治疗的患者。单用标准剂量的他汀类药物治疗，很少发生肌炎，但当大剂量使用或与其他药物合用时，包括环孢霉素、贝特类、大环内酯类抗生素、某些抗真菌药和烟酸类，肌炎的发生率增加。多数他汀类药物由肝脏细胞色素（cytochrome P450，CYP450）进行代谢（表 9-1），因此，同其他与 CYP 药物代谢系统有关的药物同用时会发生不利的药物相互作用。联合使用他汀类和贝特类有可能会增加发生肌病的危险，必须合用时要采取谨慎、合理的方法。他汀类药物忌用于孕妇。

表 9-1　与他汀类药物代谢有关的肝酶 P450 系统及其诱导剂和抑制剂

他汀类药物	诱导剂	抑制剂
CYP3A4 阿托伐他汀、洛伐他汀、辛伐他汀	苯妥英、苯巴比妥、巴比妥类、利福平、地塞米松、环磷酰胺、卡马西平、曲格列酮、金丝桃	酮康唑、伊曲康唑、氟康唑、红霉素、克拉霉素、阿奇霉素、三环抗抑郁药、奈法唑酮、万拉法辛、氟西汀（氟苯氧丙胺）、氟西汀、舍曲林、环孢霉素 A、他克莫司、硫氮卓酮、维拉帕米、胺碘酮、咪达唑仑、皮质类固醇激素、西柚汁、他莫西芬、蛋白酶抑制剂

续表

他汀类药物	诱导剂	抑制剂
CYP2C9 氟伐他汀、 瑞舒伐他汀	利福平、苯巴比妥、 苯妥英、曲格列酮	酮康唑、氟康唑、磺胺苯吡唑

吉非贝齐通过抑制CYP450酶升高他汀类药物浓度,还可能抑制他汀类药物的葡萄糖醛酸化,从而导致不良反应发生危险增加。他汀类药物与非诺贝特联合应用发生相互作用的危险较其与吉非贝齐联合应用时要小。

为了预防他汀类药物相关性肌病的发生,应十分注意可增加其发生危险的情况:(1)高龄(尤其大于80岁)患者(女性多见)。(2)体型瘦小、虚弱。(3)多系统疾病(如慢性肾功能不全,尤其由糖尿病引起的慢性肾功能不全)。(4)合用多种药物。(5)围术期。(6)合用下列特殊的药物或饮食,如贝特类(尤其是吉非贝齐)、烟酸(罕见)、环孢霉素、吡咯抗真菌药、红霉素、克拉霉素、HIV蛋白酶抑制剂、奈法唑酮(抗抑郁药)、维拉帕米、胺碘酮和大量西柚汁及酗酒(肌病的非独立易患因素)。(7)剂量过大。

在使用他汀类药物时,要检测肝转氨酶(ALT、AST)和CK,治疗期间定期监测复查。轻度的转氨酶升高(小于$3\times$ULN)并不被看做是治疗的禁忌证。无症状的轻度CK升高常见。

如果患者在服用他汀类药物期间出现肌肉不适或无力症状以及排褐色尿时应及时报告,并进一步检测CK。如果发生或高度怀疑肌炎,应立即停止他汀类药物治疗。其他情况的处理如下:(1)如果患者报告可能的肌肉症状,应检测CK并与治疗前水平进行对比。由于甲状腺功能减退患者易发生肌病,因此,对于有肌肉症状的患者,还应检测甲状腺素水平。(2)若患者有肌肉触痛、压痛或疼痛，伴或不伴 CK 升高，应排除常见的原因如运动和体力劳动。对于有上述症状而又联合用药的患者，建议其适度活动。（3）一旦患者有肌肉触痛、压痛或疼痛，CK 高于 $10\times ULN$，应停止他汀类药物治疗。（4）当患者有肌肉触痛、压痛或疼痛，CK 不升高或中度升高 [$(3\sim10)\times ULN$]，应进行随访、每周检测 CK 水平直至排除了药物作用或症状恶化至上述严重程度（应及时停药）。如果患者有肌肉不适和（或）无力，且连续检测 CK 有进行性升高，应慎重考虑减少他汀类药物剂量或暂时停药，然后决定是否或何时再开始他汀类药物治疗。21 个临床试验结果显示，肌病发生几率为 5/100 000 人年，横纹肌溶解发生几率为 1.6/100 000 人年，他汀类药物致死性横纹肌溶解症的发生几率为 <1/100 万处方。对 18 项有关阿托伐他汀、辛伐他汀、普伐他汀、氟伐他汀、瑞苏伐他汀和洛伐他汀的前瞻性随机试验中的不良事件荟萃分析显示，与安慰剂相比，他汀类药物使不良事件增加 39%，主要为肌痛和一过性肝酶升高。他汀类药物每治疗 1000 例患者，可减少 37 例心血管事件，但增加 5 例不良事件。在严重不良事件（肌酸激酶升高>10 倍或横纹肌溶解）方面，他汀类药物与安慰剂间无明显差异。不同他汀类药物的不良事件发生率不同，在特定情况下，氟伐他汀风险最低。

　　研究表明，与其他通过 CYP3A4 代谢的他汀（辛伐他汀、阿托伐他汀及洛伐他汀）不同，氟伐他汀主要通过 CYP2C9 代谢，该酶较少受环孢素以及贝特类药物、烟酸、钙通道阻滞剂、氯吡格雷、地高辛等常用心血管药物影响，因此氟伐他汀与上述药物相互作用较小，联合应用安全性更好。另一项在中国人群中进行的研究进一步证明了氟伐他汀的良好安全性。一项在高脂血症患者中进行的试验表明，氟伐他汀 80 mg/d 与 40 mg/d 相比，能更有效地降低 LDL-C 水平，提高血脂达标率，但未增加不良反应。因此当患者不能达到血脂控制目标而需要增加他汀剂量时，氟伐他汀将是一种有效且安全的选择。

总体来说，他汀类药物随剂量增大，降脂作用增大，但另一方面不良反应也会增多。因此，不宜为片面追求提高疗效而过度增大剂量。2007版《中国成人血脂异常防治指南》从国情出发，未采用强化降脂的概念，对为了追求提高LDL-C降低程度而一味增大药物剂量持审慎态度。最近有研究表明，虽然强化降脂可减少心血管事件，但与降低患者死亡率无明确关系。强化降脂治疗新靶目标研究（the treating to new targets trail，TNT）在应用10 mg/d阿托伐他汀治疗8周的"开放标签"试用期后，患者的平均LDL-C水平＜130 mg/dl者随机接受10 mg/d（5006例）或80 mg/d（4995例）阿托伐他汀治疗，对患者随访4.9年。结果显示，与阿托伐他汀10 mg/d组相比，阿托伐他汀80 mg/d组主要心血管事件绝对危险降低2.2%，相对危险降低22%（$P=0.0002$），但总死亡率两组间无差异。此外，阿托伐他汀80 mg/d组肝酶异常发生危险增加6倍。试验中出现了5例横纹肌溶解（其中80 mg/d组2例）。对于80 mg/d阿托伐他汀的安全性及其是否适用于广泛人群也引发了人们的思考。

我国已有个别因他汀类药物不良反应而造成死亡的事件。这说明在积极推广应用他汀类药物的同时，需要按规定进行严格监测，谨慎使用以达到安全。作为东方人，可能治疗用的合适剂量甚至药代动力学与西方人会有所不同，临床医生要根据个体化原则，不断探索不同他汀类药物在具体人群中最合适的治疗剂量，包括疗效和安全性。

《中国成人血脂异常防治指南》对临床安全使用他汀类药物的具体建议如下：根据患者的心血管疾病和等危症、心血管危险因素、血脂水平决定是否需要用降脂治疗，如需用药，先判定治疗的目标值。根据患者血中LDL-C或TC的水平与目标值间的差距，考虑是否单用一种他汀类药物的标准剂量可以达到治疗要求，如可能，按不同他汀类药物的特点（作用强度、安全性和药物相互作用）及患者的具体条件选择合适的他汀类药物。如血 LDL-C 或 TC 水平甚高，估计单用一种他汀类药物的标准剂量不足以达到治疗要求，可以选择他汀类药物与其他降脂药合并治疗。

他汀类与贝特类或烟酸类药物合用有增加肌病的危险，应特别注意安全性。他汀类与贝特类药物合用以非诺贝特为首选，以小剂量开始，在安全性监测下逐步调整剂量。如用他汀类药物后发生明显的不良反应，例如肌痛，CK 或 ALT、AST 超越安全限度，则停用他汀类药物，改用其他降脂药。

美国 FDA 的 Graham 等对 1998—2001 年期间接受他汀类和（或）贝特类降脂药治疗的患者进行了横纹肌溶解症危险评估。结果显示，在 252 460 例住院期间接受降脂药治疗的患者中，24 例发生了横纹肌溶解症。阿托伐他汀、普伐他汀或辛伐他汀单药治疗所致横纹肌溶解症发生率皆为 0.044‰/（人·年），西立伐他汀为 0.534‰/（人·年），贝特类为 0.282‰/（人·年）。当阿托伐他汀、普伐他汀或辛伐他汀与贝特类联用时，横纹肌溶解症发生率可增至 0.598‰/（人·年），西立伐他汀与贝特类联用则增至 103.5‰/（人·年）。因此，降脂药物所致横纹肌溶解症危险因药物类型和使用方法不同而异。阿托伐他汀、普伐他汀或辛伐他汀若单独应用则危险都很低，若与贝特类联用则危险增大（尤其是对于老年糖尿病患者），而西立伐他汀和贝特类联用则每 10 人中就可有 1 人发生横纹肌溶解症。

FDA 审阅了不良事件报告系统中的所有关于致死性横纹肌溶解的报告，发现致死性横纹肌溶解是极罕见的（<1 例死亡/1 百万处方药）。而西立伐他汀发生致死性横纹肌溶解的比例远高于其他他汀类药物（16～80 倍以上）。西立伐他汀单独治疗发生致死性横纹肌溶解的报告比例（1.9 例死亡/1 百万处方药）高于其他他汀 10～50 倍。FDA 报告指出西立伐他汀致死的病例中有 60% 以上使用了最大剂量（每天 0.8mg）。这些资料也提示

当前在美国可供使用的 5 种他汀（阿托伐他汀、氟伐他汀、洛伐他汀、普伐他汀和辛伐他汀）在致死性并发症的比例上无重要的临床差异。

2. 贝特类药物

此类药物的常见不良反应为消化不良、胆石症等，也可引起肝血清转氨酶升高和肌病。绝对禁忌证为严重肾病和严重肝病。吉非贝齐虽有明显的调脂疗效，但安全性不如其他贝特类药物。由于贝特类单用或与他汀类合用时也可发生肌病，应用贝特类药时也须监测肝酶与肌酶，以策安全。

贝特类药物肌病产生的机制：现在已经知道，贝特类能加重他汀类引起肌病的危险，最初怀疑是贝特类影响 CYP3A4 酶造成的，后来发现，他汀类如洛伐他汀、辛伐他汀、阿托伐他汀等主要由肝细胞 CYP3A4 代谢，但贝特类并不抑制 P450 系统。而新近研究表明，葡萄糖醛酸化是他汀类清除的另一重要途径，而贝特类能抑制他汀葡萄糖醛酸化作用。

3. 烟酸类药物

烟酸的常见不良反应有颜面潮红、高血糖、高尿酸（或痛风）、上消化道不适等。这类药物的绝对禁忌证为活动性肝炎和严重痛风；相对禁忌证为溃疡病、慢性肝病和高尿酸血症。缓释型制剂的不良反应轻，易耐受。

4. 胆酸螯合剂

胆酸螯合剂常见不良反应有胃肠道不适、便秘，影响某些药物的吸收。此类药物的绝对禁忌证为异常 β 脂蛋白血症和 TG>4.52 mmol/L（400 mg/dl）；相对禁忌证为 TG>2.26 mmol/L（200 mg/dl）。

5. 胆固醇吸收抑制剂

胆固醇吸收抑制剂依折麦布（ezetimibe）最常见的不良反应为头痛和恶心，ALT、AST 和 CK 升高超过 3×ULN 以上的情况仅见于极少数患者。考来烯胺可使此药的曲线下面积增大

55%，故二者不宜同时服用，必须合用时须在服考来烯胺前 2 h 或后 4 h 服此药。环孢素可增高此药的血药浓度。

二、联合用药的安全性监测

联合用药的治疗对象为严重血脂异常者，尤其是严重混合型血脂异常者。进行联合用药应十分慎重，应考虑疗效与风险。在调脂治疗中，不是任何药物都可以联合应用的，有些药物联合应用时会增加毒性，引发严重后果。必须联合用药时，也不容迟疑，但应从较小剂量开始，密切观察临床反应，注意询问有无肌无力、肌痛等肌肉症状并监测安全指标（CK、ALT、Cr、BUN）；ALT 大于正常上限 3 倍、CK 大于正常上限 5 倍、Cr 和 BUN 明显异常时，应停药。

近年来，临床用药情况显示在大多数患者他汀类与贝特类联合使用是安全的。美国国家胆固醇教育计划（national cholesterol education program，NCEP）成人治疗组指南Ⅲ（adult treatment panel Ⅲ，ATP Ⅲ）认为这种联合治疗能使患者受益，可以作为某些类型血脂异常治疗的选择，但需严密监测。我国多数专家也有共识，主张在必要时二药可以联合使用，但应加强对不良反应监测，并适当减少各自的剂量。尤其他汀类与贝特类合用是一把双刃剑，两者合用无疑可增强疗效，但是增加了发生横纹肌溶解症的可能性，临床应用中应注意下列危险因素：(1) 高龄（尤其大于 80 岁）患者（女性多见）；(2) 体型瘦小、虚弱；(3) 多系统疾病（如慢性肾功能不全，尤其由糖尿病引起的慢性肾功能不全）；(4) 合用多种药物；(5) 围术期；(6) 肌病常见于使用大剂量时，不宜使用超过指南降脂达标所需的剂量；(7) 合用下列特殊的药物或饮食：烟酸类、环孢霉素、吡咯抗真菌药、红霉素和克拉霉素、HIV 蛋白酶抑制剂、奈法唑酮、维拉帕米、胺碘酮、大量西柚汁。

所有高脂血症患者，在开始治疗前，应进行基础检测，包括脂质、脂蛋白和基础肝功能的检测,用来观察药物的疗效和安全性。只要患者接受严密监测,轻度的转氨酶升高［小于3倍正常高限（ULN）］并不被看做是开始、继续或加强他汀治疗的禁忌证,但应进行随访,每周检测转氨酶水平。ATP Ⅲ 报告也建议检测 CK 基础值,因为无症状的 CK 升高是常见的,当患者报告可能的肌肉症状或出现肌痛、肌无力或褐色尿,应检测 CK 并与治疗前的血 CK 水平进行对比,对于连续检测 CK 有进行性升高,应考虑减少剂量或暂时停药。CK 高于 10 倍 ULN,应停止他汀治疗。另外,甲状腺功能减退患者易发生肌病,对有肌肉症状的患者,还应检测甲状腺素水平。

三、特殊人群调脂药物的安全用药监测

1. 老年人

高危老龄患者普伐他汀前瞻性研究（prospective study of pravastatin in the elderly at risk，PROSPER）与其他大规模的临床试验证实,调脂治疗防治冠心病的临床益处不受年龄的影响,对于老年心血管危险人群同样应进行积极的调脂治疗。由于老年人罹患心血管病的绝对危险度高于一般成年人,其调脂治疗的收益可能较好。在肝肾功能正常的老年人常患有多种慢性疾病需服用多种药物治疗,加之有不同程度的肝肾功能减退及药物的代谢动力学改变,易于发生药物相互作用和不良反应。因此,降脂药物剂量的选择需要个体化,起始剂量不宜太大,在监测肝肾功能和 CK 的条件下合理调整药物用量。在出现肌无力、肌痛等症状时需与老年性骨、关节和肌肉疾病鉴别,及时复查血清 CK 水平。

2. 糖尿病

糖尿病的血脂异常特征表现为 TG 和小而密 LDL 颗粒升高,HDL-C 降低,但多数患者的 LDL-C 未达标,仍应选用他汀类药物；而当 LDL-C 已在目标水平以下,TG 增高和 HDL-C 水平降

低时，应选用吉非贝齐等贝特类药物。对于混合型血脂异常，使用他汀不能满意降脂时，可联合使用合理剂量的贝特类药物。对于 LDL-C≥190 mg/dl 的家族性高胆固醇血症，应选择他汀与其他降脂药物联合使用。糖尿病患者调脂治疗首选他汀类药物，治疗时需遵循个体化治疗原则。指南指出，他汀类药物随剂量增大，降脂作用增大，但另一方面不良反应也会增加。因此，不宜一味追求提高疗效而片面增大降脂药剂量。在积极推广他汀类药物的同时，需要按相关规定进行严格监测，谨慎使用，确保用药安全。在选择他汀类药物时，轻中度混合性血脂异常患者可选用血脂康单药治疗。血脂康对 TC 及 TG 水平轻中度升高的血脂异常都有较好的疗效及良好的安全性，同时还可带来更多的调脂之外益处。血脂康在《中国成人血脂异常防治指南》中作为现代唯一的调脂中药被推荐使用。

3. 混合性血脂异常

治疗重度混合性血脂异常，往往需要联合用药，但用药要谨慎且剂量应小。当他汀类药需同贝特类药联用时，应选择安全性相对较好的药物。如贝特类应首选非诺贝特而不是吉非贝齐，他汀类可首选氟伐他汀、血脂康或普伐他汀等。联合用药时，需对患者安全状况（ALT、CK、BUN、Cr）进行严密监测与随访，同时要定期询问患者是否有肌无力、肌痛等症状，必要时减量或停药。联合用药是治疗重度混合性高脂血症的一种较好方法，它必然提高疗效，但也会带来一些风险，所以必须密切监测安全指标，防止致命的横纹肌溶解症等不良反应。比如他汀类药物与红霉素、环孢霉素、烟酸以及贝特类药物（尤其是吉非贝齐）等药物联用时，易发生横纹肌溶解症，严重者可致急性肾衰竭，危及生命。还有，贝特类药单用时也可发生横纹肌溶解症，其中以吉非贝齐为多见。因此，对于难治型的血脂异常，单用某一调脂药物效果不理想，而必须与其他调脂药联用时，应特别警惕其毒副作用，应慎重考虑利弊及患者的个体特点。

4. 肝酶异常患者

如今，肥胖引起的血脂异常者越来越多，因此而接受调脂药物治疗的患者也逐渐增多。长期服用调脂药物，特别是肥胖同时伴有脂肪肝者，药物对肝肾等重要脏器的损伤值得关注。由于他汀对肝脏胆固醇和载脂蛋白合成的影响，加之非酒精性脂肪性肝病患者肝细胞色素 P450（CYP）3A4 活性显著下降，长期他汀治疗在理论上有可能加剧肝损伤。为此，至今仍认为肝酶异常患者应慎用他汀。然而，不明原因的血清转氨酶增高在肥胖和高脂血症患者中非常常见。最近国外学者将高脂血症患者分为三组：肝酶正常应用他汀组；肝酶升高应用他汀组；肝酶升高不用他汀组，试验用药主要为阿托伐他汀和辛伐他汀，疗程 6 个月，结果发现，与肝酶正常应用他汀组相比，肝酶升高应用他汀组转氨酶轻至中度增高的发病率显著增加（1.7% vs. 4.7%），但转氨酶显著增高的发病率在两组之间并无显著差异（0.2% vs. 0.6%），此外，肝酶升高应用他汀组并不比肝酶升高不用他汀组更易导致肝酶恶化。提示伴有肝酶异常的高脂血症患者应用他汀并不比肝酶正常者应用该药更易引起肝酶异常，随访中原有肝酶升高者不管是否应用他汀均有肝酶进一步增高的趋势。因此基础肝病（包括脂肪肝）患者服用他汀类药物后，转氨酶升高小于正常值上限 2 倍者，一般不影响治疗。明显升高者应减量或停药。转氨酶持续性升高的概率不超过 1.2%，导致停药的约为 0.7%，停药后转氨酶通常在 2~3 个月内恢复正常。活动性肝病及对本药过敏者禁用。肝酶增高通常发生在用药 16 周内，因此在治疗前、治疗 4 周及 12 周或增加药物剂量后应进行肝功能检测。至今没有确切证据显示他汀会加重病毒性肝炎、酒精性肝病、原发性胆汁性肝硬化患者的肝脏损伤，在调脂治疗期间并发这些肝病，一般无需更改他汀类药物剂量。

贝特类降脂药物中的氯贝丁酯，导致血清转氨酶异常的概率较高，转氨酶中度升高者占10%，偶见肉芽肿性肝炎和胆汁淤积性黄疸。非诺贝特引起转氨酶升高的概率可高达20%，少数表现为胆汁淤积性肝炎和慢性肝炎。相比而言，吉非贝齐导致肝损害的证据不多。

烟酸类药物导致肝功能异常的比例最高，可达30%。每日服用3g，持续1年以上者，3%患者可出现黄疸。烟酸铝等缓释剂型更有可能造成肝损害，而且比短效烟酸制剂更早地出现黄疸，少数患者可出现胆汁淤积和急性肝衰竭。

总之，大量临床试验和长期临床实践均表明他汀类调脂药物安全性良好，罕见严重肝损害病例。然而他汀类调脂药物治疗过程中无症状性肝酶增高常见，其潜在肝毒性引人关注。尽管他汀类调脂药物的毒副作用不是很大，但剂量增加使毒副作用增加不可避免，须提高警惕。临床实践中应当牢记安全性是临床实践的永恒主题。对于众多的血脂紊乱患者，还是应采用常规推荐剂量与联合用药相结合的原则，以保证患者用药的安全与健康的促进。

总体上，已经有足够的证据表明，标准治疗剂量的他汀类调脂药物长期治疗具备了可靠的安全性。但是更加强化的他汀类药物的强化治疗，尤其在临床实践中，冠心病高危患者、老年以及肝肾功能不全者往往同时服用其他可能影响他汀类药物代谢过程的药物，因此，更需要小心谨慎地使用他汀类药物，尤其是大剂量他汀类药物。失去安全性保障的治疗方案不可能获得满意的治疗效果。

（何汝敏　陆国平）

参考文献

1. 中国成人血脂异常防治指南制定联合委员会. 中国成人血脂异常防治指南. 中华心血管病杂志，2007，5（35）：390-415.

2. Pasternak RC, Smith SC Jr, Bairey-Merz CN, et al. ACC/AHA/NHLBI advisory on the use and safety of stains. Jam Coll Cardiol, 2002, 40 (3): 568-573.
3. Silva MA, Swanson AC, Gandhi PJ, et al. Statin-related adverse events: a meta-analysis. Clin Ther, 2006, 28 (1): 26-35.
4. Neuvonen PJ, Niemi M, Backman JT. Drug interactions with lipid-lowering drugs: mechanisms and clinical relevance. Clin Pharmacol Ther, 2006, 80 (6): 565-581.
5. Wu CC, Hsu TL, Chiang HT, et al. Efficacy and safety of slow-release fluvastatin 80 mg daily in Chinese patients with hypercholesterolemia. J Chin Med Assoc, 2005, 68 (8): 353-359.
6. Khush KK, Waters DD, Bittner V, et al. Effect of high-dose atorvastatin on hospitalizations for heart failure: subgroup analysis of the Treating to New Targets (TNT) study. Circulation, 2007, 115 (5): 576-583.
7. Shepherd J, Blauw GJ, Murphy MB, et al. Pravastatin in elderly individuals at risk of vascular disease (PROSPER): a randomized controlled trial. PROspective Study of Pravastatin in the Elderly at Risk. Lancet, 2002, 360 (9436): 1623-1630.

第十章 他汀治疗与动脉粥样硬化斑块逆转实践

要点：

- 动脉粥样硬化是一种慢性、进展性、系统性炎症疾病。
- 动脉粥样硬化斑块的破裂、出血导致的血栓形成是急性冠状动脉综合征的主要病理基础。
- 冠状动脉内超声检查可检测动脉粥样硬化斑块的总体积、斑块结构和稳定性，对评估斑块进展、延缓甚至逆转斑块具有重要意义。
- 对动脉粥样硬化患者予以早期评估并行干预治疗，有希望延缓甚至逆转斑块。
- 他汀类药物除有效地降低血液中的低密度脂蛋白胆固醇水平之外，也可以通过多种机制达到稳定斑块，延缓、阻断，甚至逆转（消退）颈动脉粥样硬化病变和冠状动脉粥样硬化病变进展的效应。

　　冠状动脉易损斑块破裂主要包括两个机制：（1）脂质核心表面纤维帽破裂及斑块对内皮细胞表面的侵蚀，斑块破裂的风险取决于斑块的性质而非斑块的大小和管腔的狭窄程度。导致斑块不稳定及破裂的主要因素是进行性脂质堆积和纤维帽的削弱。（2）胶原减少、损伤-修复过程中炎症反应和巨噬细胞堆积。2004年，Topol等在"新英格兰医学杂志"上发表述评指出："在动脉粥样硬化性血管疾病的治疗方面，他汀类药物减少主要不良转归，如死亡、心肌梗死和卒中的疗效已超越了所有其他类药物。"他汀类药物降低心血管事件主要获益于其对动脉粥样斑块进展的延缓、终止或逆转,通过多种效应稳定斑块,并且这些效应可能早于其降脂作用。

一、动脉粥样硬化的进程

动脉粥样硬化的反应-损伤学说认为动脉粥样硬化是由于各种危险因素损伤血管内皮细胞,造成内皮功能紊乱所引起的炎症性病变。在黏附分子的作用下,单核细胞黏附于动脉内皮,通过趋化作用,定位于内皮下层转化为巨噬细胞。经氧化修饰的低密度脂蛋白(oxidized low density lipoprotein,ox-LDL)通过清道夫受体被这些巨噬细胞吞噬,后者转化为泡沫细胞,同时脂质大量沉积形成脂质条纹——此过程可能为动脉粥样硬化过程的关键性步骤。早在婴幼儿时期即可有这样的特征性改变。而粥样病变进行性发展为纤维斑块[主要是由于巨噬细胞分泌血小板衍生生长因子(plateletderivedgrowthfactor,PDGF)具有强烈的促平滑肌增生作用]则一般发生于成年,随年龄的增长病变加剧。根据Glagov's模型,动脉粥样硬化形成可分为两个阶段:代偿阶段和失代偿阶段。前者的动脉壁已有轻中度的动脉粥样斑块形成,但动脉管腔直径没有改变;后者的动脉管腔出现不同程度的狭窄,这是动脉粥样斑块不断进展的结果。在动脉粥样斑块形成过程中,由于内皮损伤,细胞间连接不连贯,和结缔组织的暴露均可引起血小板的黏附、聚集,促发附壁血栓的形成。斑块的稳定性与其脂质核心的大小、纤维帽的厚薄以及斑块内炎症细胞的多寡有关。典型的易损斑块由较大的脂质核心、较多的巨噬细胞以及较薄的纤维帽组成,易损斑块的破裂、出血导致的血栓形成是急性冠状动脉综合征的主要病理基础。

多项研究表明,动脉粥样斑块的进展并非单纯脂质堆积,其他因素例如血管内皮完整性破坏或功能失调、血管炎症反应也起重要作用：(1) 内皮功能损害：一氧化氮（nitric oxide，NO）是重要的内皮依赖性舒张因子，由左旋精氨酸和分子氧经内皮型一氧化氮合成酶（endothelial nitro oxide synthase，eNOS）催化而成，具有抑制血小板聚集、抑制炎性细胞黏附浸润、消除氧自由基、扩张血管等作用。在动脉粥样硬化早期，内皮功能受损后导致 NO 合成减少，内皮细胞表面黏附分子，如 P-选择素、血管细胞黏附分子-1（vascular cell adhesion molecule 1，VCAM-1）、细胞间黏附分子-1（intercellular adhesion molecule-1，ICAM-1）、巨噬细胞黏附分子-1 以及炎症因子，如肿瘤坏死因子-α（tumor necrosis factor-α，TNF-α）、巨噬细胞集落刺激因子（granulocyte macrophage colony stimulating factor，GM-CSF）、白介素-6（interleukin-6，IL-6）表达增多，促进炎性细胞聚集，加速血栓形成。(2) 血管炎症反应：炎症反应贯穿动脉粥样硬化的全过程。单核细胞趋化蛋白-1（monocyte chemoattractant protein，MCP-1）诱导单核细胞进入动脉内膜下层；GM-CSF 刺激巨噬细胞大量表达清道夫受体吞噬 ox-LDL，形成泡沫细胞；TNF-α 刺激巨噬细胞、血管内皮细胞、平滑肌细胞增殖；IL-6 促进巨噬细胞分化、上调急性期蛋白表达、促进 TNF-α 的分泌以及刺激平滑肌细胞分泌 ICAM-1 等。在动脉粥样斑块破裂过程中，激活的巨噬细胞释放多种细胞蛋白水解酶，降解细胞外基质，使斑块表面纤维帽变薄，导致易损斑块破裂出血，故炎症反应在动脉粥样硬化发展过程中起重要作用。

二、动脉粥样斑块的检测方法

目前临床上较为常用的斑块检测方法主要为颈动脉内膜-中层厚度检测（intima-media thickness，IMT），定量冠状动脉造影（quantitative coronary angiography，QCA）和冠状动脉内超声检查（intravascular ultrasound，IVUS）三种。近年来，超声测量颈动脉壁内-中膜厚度（IMT）受到重视。Salonen 等在对 1257 例男子的前瞻性研究中发现，超声测量 IMT 每增厚 0.1mm，发生急性心肌梗死的危险性就增加 11%。颈动脉粥样硬化与冠心病事件的相关程度比与脑血管病事件的相关性更高。因此，IMT 测量可能成为评价冠状动脉粥样硬化病变进展或消退的一种"窗口"。

长期以来，冠状动脉造影被认为是诊断冠心病的"金标准"，但冠状动脉造影是二维成像，造影剂只能随血液流动于冠状动脉之中，仅反映局部管腔的狭窄程度，粥样斑块和病变血管仅仅显示为充盈缺损，所以冠状动脉造影不能准确评价血管及其内膜的解剖结构和组织学特征，更容易低估粥样斑块的总负荷。

IVUS 在显示血管壁和血管腔的结构方面比血管造影具有肯定的优越性。应用 IVUS 不仅能够发现粥样斑块的形态大小和病变血管的狭窄程度，还可以显示血管壁的结构、形态、厚度，甚至辨认钙化、纤维化和脂质池，可计算总斑块体积（总斑块体积为所有评价血管段外弹力膜与管腔面积差异之和）和评估斑块的结构及稳定性。由于冠状动脉在粥样斑块形成早期会代偿性扩张（正性重构）或挛缩（负性重构），用于判断狭窄程度的"正常"参照节段常被弥漫性病变所累及，故对于此类造影结果阴性的早期斑块，IVUS 也可以准确评估。有些病例冠状动脉狭窄不明显，血供良好，但粥样斑块不稳定，易自发破裂，引起急性冠状动脉综合征（acute coronary syndromes，ACS），IVUS 对于此类斑块的检出敏感性高。

三、他汀类药物消退动脉粥样斑块的机制

他汀类药物（statins）即 3 羟基 3 甲基戊二酸单酰辅酶 A（3-hydroxy-3-methylglutaryl-coenzyme A，HMG-CoA）还原酶抑制剂，可通过竞争性抑制细胞内胆固醇合成早期过程中的限

速酶，达到降脂目的，是目前治疗高胆固醇血症的首选药物。20世纪后期4S、CARE、LIPID、WOSCOPS和AFCAPS/TexCAPS等大规模临床研究结果相继发表，均证实他汀类药物在全面降脂的同时，可有效降低冠心病的死亡率和致残率，肯定了他汀类药物在冠心病一级预防和二级预防中的重要地位。多项临床试验表明：他汀类药物除有效地降低血液中的低密度脂蛋白胆固醇（low density lipoprotein-cheolesterol，LDL-C）水平之外，也可以通过多种机制达到稳定斑块，延缓、阻断，甚至逆转（消退）动脉粥样硬化病变进展的效应，有效减少心血管事件的发生率，其消退斑块的机制主要包括：（1）调脂作用：LDL-C是冠心病的独立危险因素，随着LDL-C水平的增加，缺血性心血管疾病发病的相对危险及绝对危险上升，他汀类药物抑制肝细胞内胆固醇的生物合成，从而上调肝细胞表面LDL-C受体密度，诱导LDL-C受体表达，加速LDL-C的氧化反应及分解代谢，抑制修饰后LDL-C被内皮细胞吞噬，同时提高高密度脂蛋白（high density lipoprotein，HDL）水平，加快胆固醇"逆转运"，降低血TG；（2）改善血管内皮功能：ox-LDL是泡沫细胞中胆固醇酯的主要来源，可抑制eNOS活性，损伤内皮细胞，造成NO合成障碍，影响内皮细胞凋亡。他汀类药物可通过抑制血管内皮细胞上血凝素样氧化低密度脂蛋白受体（lectin-like oxidized low density lipoprotein receptor，LOX-1）表达，减少内皮细胞摄取ox-LDL，同时激活eNOS基因转录，延长其mRNA半衰期，并通过抑制L-甲羟戊酸和类异戊二烯（geranylgeranyl pyrophosphate，GGPP），使NO合成增加。（3）减轻血管炎性反应：他汀类药物可抑制ox-LDL诱导血管内皮细胞表达ICAM-1，降低P-选择素水平，下调单核细胞表面黏附分子表达，从而抑制TNF-α、GM-CSF、IL-6等炎症因子表达，减少单核细胞激活，抑制单核细胞与内皮细胞黏附，抑制巨噬细胞生长及胆固醇聚集，达到减少血管炎性损伤，延缓斑块形成的目的。(4) 其他：他汀类药物还可通过抑制基质金属蛋白酶 (matrix, metalloproteinase, MMP)，抑制动脉肌细胞移行与增生，抑制超氧化物生成等途径稳定斑块。

四、替代终点 (QCA) 研究显示：他汀类药物可延缓动脉粥样硬化病变的进展

普伐他汀限制冠状动脉粥样硬化研究 (pravastatin to limit atherosclerosis in the coronary arteries, PLAC I，即研究普伐他汀减缓动脉粥样硬化和降低临床事件，入选 408 例有一支主要冠状动脉狭窄≥50% 的冠心病患者，服普伐他汀或安慰剂，研究期 3 年)、洛伐他汀治疗对冠状动脉造影的改变监测研究 (monitored atherosclerosis regression study, MARS，共入选 270 名平均年龄 58 岁的经冠状动脉造影确诊的冠心病患者，服洛伐他汀或安慰剂，研究期 3 年) 均表明：他汀类药物可显著降低血清总胆固醇 (total cholesterol, TC) 和 LDL-C 水平，延缓动脉粥样硬化病变的进展。

普伐他汀降脂治疗对冠状动脉粥样硬化进展消退的影响研究 (the regression growth evaluation statin study, REGRESS) 是一项双盲、随机和安慰剂对照的研究。研究目的是运用冠状动脉造影术的方法评价已患有冠心病和血清胆固醇水平正常或中度升高的患者，经普伐他汀单剂治疗对动脉粥样硬化进程和冠状动脉事件发生率的影响。研究人群为 885 名男性冠心病患者，年龄小于 70 岁，TC 水平 4~8 mmol/L (155~310 mg/dl)，服用普伐他汀或安慰剂，研究期 2 年。该研究结果表明：治疗组的 TC、LDL-C 和 TG 分别下降了 20%、29% 和 7%，HDL-C 升高了 10%；冠状动脉平均管径变化测定发现：冠状动脉动脉粥样硬化斑块病变进展显著减缓 40%，最小阻塞管径进展显著减缓 66%。

五、替代终点研究（IMT）显示：他汀类药物可阻断／逆转颈动脉粥样硬化斑块的进展

普伐他汀、血脂和颈动脉粥样硬化研究（Pravastatin to Limit Atherosclerosis in the Coronary arteries，PLAC Ⅱ）共入选 151 例有心肌梗死病史或冠状动脉造影阳性者参加，随机服用普伐他汀或安慰剂，研究期 3 年。结果显示：与基线比较，普伐他汀组血 TC 降低 22%，LDL-C 降低 28%，两组间平均最大 IMT 改变无统计学意义（$P=0.44$），但普伐他汀组的颈总动脉 IMT 进程延缓 35%（$P=0.003$），颈内动脉与分叉部病变进程延缓无统计学意义。

降胆固醇治疗的动脉生理研究（arterial biology for the investigation of the treatment effects of reducing cholesterol，ARBITER，共入选 161 名患者，82 人服用普伐他汀 40 mg/d，79 人服用阿托伐他汀 80 mg/d，随访 12 个月），其研究目的旨在比较普伐他汀与阿托伐他汀对颈动脉内膜-中膜厚度的影响。其结果显示：与基线比较，阿托伐他汀组患者的血 LDL 胆固醇降低 48.5%（148 mg/dl→76 mg/dl），普伐他汀组患者的血 LDL 胆固醇降低 27.2%（155 mg/dl→110 mg/dl）（$P<0.001$）；阿托伐他汀组的颈动脉内膜-中膜厚度减少了 0.034 ± 0.021 mm，而普伐他汀组的颈动脉内膜-中膜厚度却增加了 0.025 ± 0.017 mm，两组比较，差异有显著统计学意义（$P=0.03$）。该研究表明阿托伐他汀的强化调脂可阻断颈动脉粥样硬化斑块的进展。

阿托伐他汀与辛伐他汀对颈动脉粥样硬化进程影响的研究（effect of aggressive versus conventional lipid lowering on atherosclerosis progression in familial and hypercholesterolemia，ASAP），共入选 325 名杂合型家族性高胆固醇血症患者，160 人服用阿托伐他汀，165 人服用辛伐他汀，研究终点为颈动脉内膜-中膜厚度的改变，分别给予阿托伐他汀 40 mg/d 和辛伐他汀

20mg/d。4周以后，阿托伐他汀增加至80mg/d，辛伐他汀增加至40mg/d，随访2年。研究结果显示：与基线比较，阿托伐他汀组患者的血LDL-C降低51％（309 mg/dl →151 mg/dl），普伐他汀组患者的血LDL-C降低41％（322 mg/dl →190 mg/dl），$P<0.001$；阿托伐他汀组内膜-中膜厚度减少0.031 mm（$P=0.0017$），辛伐他汀组增加0.036 mm（$P=0.0005$）。两组间内膜-中膜厚度的变化差别显著（$P=0.0001$）。该研究表明阿托伐他汀的强化调脂可逆转颈动脉粥样硬化斑块的进展。

瑞舒伐他汀对颈动脉内膜-中膜厚度的影响（measuring effects on intima media thickness: an evaluation of rosuvastatin, METEOR）研究是一项为期2年的随机、双盲，安慰剂对照研究，研究对象为984例Framingham风险评分（Framingham risk score, FRS）为低危（<10％）的亚临床动脉粥样硬化患者（颈动脉IMT1.2～3.5mm），随机给予瑞舒伐他汀40mg/d或安慰剂。结果显示瑞舒伐他汀组LDL-C由基线水平155 mg/dl降至78 mg/dl（$P<0.001$），平均最大颈动脉内膜-中膜厚度每年下降0.0014 mm，而安慰剂组颈动脉内膜-中膜平均最大厚度每年增加0.0131 mm（$P<0.001$），说明瑞舒伐他汀可有效延缓颈动脉内膜-中膜平均最大厚度的进展。

六、替代终点（IVUS）研究显示：他汀类药物可阻断/逆转冠状动脉动脉粥样硬化病变的进展

IVUS提供高分辨率实时血管横断面影像，并显示粥样斑块的形态。目前，IVUS也用于评估治疗效果，例如斑块体积负荷，在大规模试验中起到临床相关替代终点的作用。

德国阿托伐他汀IVUS研究（German atorvastatin IVUS investigators, GAIN）是一项开放性的、随机、多中心的临床研究，利用IVUS评价降脂治疗后冠状动脉的斑块体积及回声值。研究将131名冠状动脉粥样硬化患者随机分成阿托伐他汀治疗组

(20～80 mg/d)和其他降脂药物治疗组,LDL 目标值低于 100 mg/dl,治疗 12 个月后,结果显示阿托伐他汀组 LDL-C 显著降低 42%(155 mg/dl→86 mg/dl),对照组降低 16%(166 mg/dl→140 mg/dl),两组间斑块体积无统计学差异（$P=0.191$）,然而,阿托伐他汀组斑块高回声指数（42.2%）较对照组（10.1%）显著增加（$P=0.021$）,提示阿托伐他汀组斑块的密度及纤维成分显著增加。

Ishikawa 等利用 IVUS 对 40 名冠心病或心肌梗死患者的动脉粥样斑块体积进行测定,经过 6 个月 10～20 mg/d 普伐他汀的治疗后,血 TC 和 LDL-C 水平显著降低（$P<0.0001$）,HDL-C 显著升高（49 mg/dl±13 mg/dl→54 mg/dl±12 mg/dl,$P=0.003$）,斑块体积显著消退（50 mm^3±31 mm^3→40 mm^3±27 mm^3,$P<0.0001$）。并且斑块体积的变化与 HDL 水平升高呈强负相关（$r=-0.64$,$P<0.0001$）,但与 TC 及 LDL-C 水平无关。Ishikawa 等人猜想 HDL-C 可能在动脉粥样斑块逆转的过程中起到重要作用。

Jensen 给予 44 例男性缺血性心脏病合并高脂血症（血胆固醇超过 5 mmol/L,LDL-C>3.5 mmol/L,冠状动脉造影显示冠状动脉狭窄低于 50%)患者服用辛伐他汀（40～80 mg/d）,研究期 12 个月；与基线比较,血 TC 显著降低 31%（6.1 mmol/L±0.8 mmol/L→4.2 mmol/L±0.7 mmol/L,$P<0.001$）,LDL-C 下降了 42.6%（4 mmol/L±0.8 mmol/L→2.2 mmol/L±0.6 mmol/L,$P<0.001$）。IVUS 检测发现其斑块体积显著减少 6.3%（$P=0.002$）,但外弹力膜厚度改变引起的管腔容积变化无统计学意义。该研究结果表明 12 个月的辛伐他汀降脂治疗可有效逆转冠状动脉粥样斑块,但管腔容积无显著改变。

Von Birgelen 等的研究重点是评价血 LDL-C 及 HDL-C 与冠状动脉粥样斑块进展的关系。研究者利用 IVUS 评价了 60 名左主干病变的患者的斑块进展情况,经过（18.3±9.4）个月的规范化治疗（包括他汀类药物）后,发现斑块进展与 LDL 水平正相关,与 HDL 水平呈负相关。利用 IVUS 评估斑块进展与血胆固醇的关系,研究发现:当 LDL 水平≥75 mg/dl 时,斑块-基质横断面积与 LDL 水平呈正相关($r=0.41$,$P<0.0001$)。当血 LDL-C 水平降至 75 mg/dl 以下时,冠状动脉粥样硬化病变无进展,LDL-C=75 mg/dl 可能是阻断冠状动脉粥样硬化病变进展的切点。血 HDL 水平与斑块-基质横断面积($r=-0.30$,$P<0.02$)及管腔横断面积($r=-0.32$,$P<0.01$)均呈负相关;血 LDL 与 HDL 水平均与血管重构无关。研究者同时运用三个已建立的一级预防风险评分——PROCAM、SCORE 和 Framingham 来评估斑块进展与管腔面积减少情况。结果显示运用 IVUS 测量的斑块进展与三个风险评分算式建立的临床不良事件风险评分呈正相关。在三个算式中,具有最高危险评分的患者较评分低的患者斑块进展显著增高($P<0.05 \rightarrow <0.01$);心血管不良事件的风险与斑块进展显著相关($r=0.41 \rightarrow 0.60$;$P<0.002 \rightarrow <0.0001$)。在随访过程中,18 名患者发生进一步的心血管事件,这些患者斑块的进展要显著高于其他患者($P<0.001$)。

强化降脂逆转动脉粥样硬化进展(reversal of atherosclerosis with aggressive lipid lowering,REVERSAL)研究是一项随机、双盲、多中心的研究,采用 IVUS 测定冠状动脉粥样硬化斑块的总体积,旨在比较他汀类药物的强化降脂和标准剂量降脂方案对冠状动脉粥样斑块大小及其进展的影响。共入选冠心病患者 654 例,随机接受标准剂量的普伐他汀 40 mg/d,或强化降脂的阿托伐他汀 80 mg/d,研究期 18 个月;主要终点为动脉粥样斑块体积百分比变化,次要终点为斑块体积的平均变化,研究结果表明两组平均基线 LDL-C 水平均为 3.8 mmol/L(150.2 mg/dl)。治疗后,普伐他汀组 LDL-C 降至 2.85 mmol/L(110 mg/dl),阿托伐他汀组降至 2.05 mmol/L(79 mg/dl)($P<0.001$);与基线比较,阿托伐他汀组冠状动脉粥样斑块体积百分比下降了 0.4%($P=$

0.98),而普伐他汀组冠状动脉粥样斑块体积百分比增加了2.7%（$P=0.001$）；两组比较，冠状动脉粥样斑块体积百分比变化有显著统计学差异（$P=0.02$）。进一步研究显示，阿托伐他汀组患者的C反应蛋白（C-reaction protein，CRP）水平降低幅度显著大于普伐他汀组（36.4% vs. 5.2%，$P<0.001$），且CRP的降低亦与斑块进展速度呈线性关系。与基线比较或与普伐他汀组比较，强化降脂治疗（阿托伐他汀80 mg/d）可阻断冠心病患者冠状动脉粥样硬化病变的进展。REVERSAL研究还提示：随着血LDL-C水平的下降，冠状动脉粥样斑块体积百分比变化的数值同时变小，当血LDL-C水平下降50%时，冠状动脉粥样斑块体积百分比变化的数值为零，随着血LDL-C水平的进一步降低，冠状动脉粥样硬化斑块体积百分比变化的数值为绝对值变大的负值，既斑块体积的重量减轻，逆转了动脉粥样硬化斑块的进展。血LDL-C水平下降50%可作为阻断动脉粥样硬化病变进展的切点。这为Glagov's Model的逆重构提供了临床试验证据，即动脉粥样硬化斑块的进展可通过有效的干预（足够剂量的他汀类药物）而被阻断甚至逆转，冠心病是可预防性、可逆性的疾病。

急性冠状动脉综合征患者早期他汀治疗研究（early statin treatment in patients with acute coronary syndrome，ESTABLISH）是一项前瞻性、开放性、随机、单中心研究，对70例急性冠状动脉综合征患者进行急诊冠状动脉造影和经皮冠状动脉介入治疗（percutaneous coronary intervention，PCI）后，应用IVUS对非罪犯病变检测，随机分为强化降脂组（阿托伐他汀20 mg/d）和安慰剂组（饮食控制，若LDL-C仍>120 mg/dl，加用胆固醇吸收抑制剂）观察他汀类药物治疗对急性冠状动脉综合征患者动脉粥样硬化病变的疗效。随访6个月结果显示，阿托伐他汀组LDL-C水平下降41.7%，对照组LDL-C水平增加0.7%（$P<0.0001$）；阿托伐他汀组动脉粥样斑块体积减小

了13.1%，对照组斑块体积较治疗前增加8.7%，两组间斑块体积差异有统计学意义（$P<0.0001$）。同时，斑块体积百分比改变与随访期LDL水平及其百分率变化（$R=0.612$，$P<0.0001$）显著相关。即使LDL-C处于较低水平（<125 mg/dl），斑块进展仍与LDL水平显著相关（$R=0.456$，$P=0.0011$）。这一研究提示，急性冠状动脉综合征患者早期强化降脂治疗可延缓或阻断粥样斑块的进展。

2006年3月，Nissen等发表了血管内超声评价瑞舒伐他汀治对冠状动脉粥样硬化病变的影响研究（a study to evaluate the effect of rosuvastatin on intravascular ultrasound-derived coronary atheroma burden，ASTEROID）。ASTEROID是一项前瞻性、开放性、单组和盲终点的试验；随机择取507例冠状动脉造影证实冠心病的患者，给予瑞舒伐他汀（40 mg/d）治疗，随访2年。研究结果显示：患者血LDL-C水平显著下降了53.2%（130.4 mg/dl→60.8 mg/dl，$P<0.001$）和血HDL-C水平显著升高了14.7%（43.1 mg/dl→49 mg/dl，$P<0.001$）；IVUS结果显示：研究的第一主要终点，即整段目标血管粥样斑块体积变化的百分比（percent atheroma volume，PAV）的中位数下降了0.79%（$P<0.001$），第二主要终点，即目标血管病变最严重的10 mm节段内粥样斑块体积（total atheroma volume，TAV）的中位数减少9.1%（$P<0.001$），研究的次要终点，即标化的TAV中位数减少6.8%（$P<0.001$）；按上述IVUS检测的参数分析，有64%或78%的患者其冠状动脉粥样病变进展被逆转。该研究进一步表明，强效降脂不但能够阻断冠状动脉粥样硬化的进展，并且能够使其病变发生逆转。

ASTEROID，REVERSAL，CAMELOT和A-plus研究的荟萃分析结果显示：血LDL-C水平与PAV高度相关；随着血LDL-C水平的下降，PAV的数值同时变小，当血LDL-C水平下降至大约76 mg/dl时，PAV的数值为零，随着血LDL-C水平的进一步降低，PAV 的数值为绝对值变大的负值。如果期望粥样斑块逆转或消退，血 LDL-C 水平降得越低越好。

Kawasaki 等将 52 名稳定型心绞痛合并高胆固醇血症（总胆固醇>220 mg/dl）患者随机分成普伐他汀组（20 mg/d）、阿托伐他汀组（20 mg/d）和对照组（饮食控制），利用三维重建背向散射（three-dimensional integrated backscatter，3D IB）IVUS 对患者动脉粥样斑块进行组织定征量化分析。经过 6 个月治疗后，斑块体积无显著减少。然而，他汀治疗的两组纤维含量显著增加（普伐他汀：25.4→28.1，阿托伐他汀：26.2→30.1），混合成分含量显著增加（阿托伐他汀 25.5→28.7），同时脂质含量减少（普伐他汀：25.5→21.9，阿托伐他汀：26.5→19.9）。研究者指出：在 REVERSAL、GAIN 等研究中，动脉粥样斑块的逆转发生于他汀类药物治疗后的 6 个月至 3 年，但在预测高脂血症患者预后的无不良心血管事件率上，这些研究显著的获益在他汀类药物治疗后的 6 个月内即体现，提示他汀类药物稳定斑块的早期效应在于改变斑块的成分，主要包括脂质含量减少，纤维成分增加。他汀类药物治疗 6 个月后，斑块表现为形态学上的缩小。

TWINS 研究——血管内镜和血管内超声同时评估研究（evaluation with simultaneous angioscopic and intravascular ultrasound examination）是一项通过 IVUS 和冠状动脉血管内镜同时观察冠状动脉斑块的变化的研究。Hirayama 等给予 57 例冠心病合并高脂血症（LDL-C≥120 mg/dl）患者阿托伐他汀（10～20 mg/d）治疗 80 周，分别在 0 周（基线）、28 周、80 周运用血管内镜观察斑块形态学变化以及 IVUS 观察斑块体积和回声变化。根据黄色斑块的含量将血管内镜影像分级，同时进行 IVUS 评估，包含黄色斑块长度为 20 mm 的冠状动脉节段用于容量分析。阿托伐他汀治疗 28 周后，患者的 LDL-C 水平显著降低 38.4%（$P<0.001$），80 周后显著降低 36.3%（$P<0.001$）；患

者HDL-C水平于28周后显著增高17.8%（$P<0.001$），80周后增高19.4%（$P=0.001$）；超敏C反应蛋白（high-sensitivity C-reactive protein，hsCRP）中位数由基线水平0.081mg/dl降至0.05mg/dl（28周）及0.034mg/dl（80周）。28周后，血管内镜下斑块分级由基线水平的1.5下降至1.1（$P=0.012$），80周下降至1.2（$P=0.024$），但28周与80周组间差别无统计学意义（$P=0.508$）。28周后，粥样斑块的平均体积显著减低8.3%（$P<0.001$），80周后，减低17.8%（$P<0.001$），28周与80周组间差别显著（$P=0.003$）。治疗28周及80周后，管腔容积与基线时相比无显著变化。与基线时相比，治疗28周后斑块体积显著缩小9.4%（$P<0.001$），治疗80周后斑块体积显著缩小18.9%（$P<0.001$）。研究者认为，在阿托伐他汀治疗早期斑块性质发生改变，趋于稳定，随后发生体积改变。斑块的不稳定性与其黄色成分密度相关，易导致急性冠状动脉综合征的发生。运用背向散射IVUS和血管镜对死亡患者游离组织的体外比较研究指出黄色成分的减少间接反映纤维帽的增厚，但与脂质核心大小无关。

大规模临床研究例如PROVE IT-TIMI 22以及MIRACL等报道阿托伐他汀强化降脂治疗降低心血管不良事件发生率在初始治疗的30天或16周即有显著性。他汀类药物的早期获益在于稳定斑块。另一些大规模研究，例如：REVERSAL和ASTEROID研究显示他汀类药物强化降低LDL-C 18～24个月后IVUS下仍显示延缓斑块进展，甚至逆转斑块。逆转斑块是他汀类药物治疗的晚期获益。

七、小结

动脉粥样硬化性疾病不是孤立的血管腔疾病，而是全身性、系统性的血管壁疾病。在动脉粥样硬化发展过程中，血管病变主要表现为两个阶段：一是血管代偿性扩张阶段，轻、中度的动脉粥样硬化斑块形成，血管腔的直径可不变，在此阶段，冠状动脉造影可表现为阴性结果；二为失代偿阶段，随动脉粥样硬化病变的进展，血管管腔表现为不同程度的狭窄。目前，IVUS 是测定冠状动脉粥样硬化斑块总体积，评价疾病进展或延缓、阻断、逆转的最好方法。在防治动脉粥样硬化方面，他汀类药物的循证医学证据最为完整和充分，可延缓、阻断、逆转动脉粥样硬化病变的进展，全程干预"LDL-斑块-事件"的粥样硬化事件链。系列 IVUS 试验也表明：血 LDL-C 水平下降 50% 或下降至 75 mg/dl 可能是阻断或逆转动脉粥样硬化进展的切点。

动脉粥样硬化是一种终身疾病，对有动脉粥样硬化危险因素的人群要及早干预，对有严重危险因素的人群要综合干预，对高危人群要强化干预，并且终身进行调脂治疗。在临床应用中，应充分认识他汀类药物的益处，选择循证医学证据最全面、最完整、最充分的药物对各阶段动脉粥样硬化患者进行防治。

(吴志俊　陆国平)

参考文献

1. Crouse JR 3rd, Raichlen JS, Riley WA, et al. Effect of rosuvastatin on progression of carotid intima-media thickness in low-risk individuals with subclinical atherosclerosis: the METEOR Trial. JAMA, 2007, 297 (12): 1344-1353.
2. Schartl M, Bocksch W, Koschyk DH, et al. Use of intravascular ultrasound to compare effects of different strategies of lipid-lowering therapy on plaque volume and composition in patients with coronary artery disease. Circulation, 2001, 104 (4): 387-392.
3. Ishikawa K, Tani S, Watanabe I, et al. Effect of pravastatin on coronary plaque volume. Am J Cardiol, 2003, 92 (8): 975-977.
4. Jensen LO, Thayssen P, Pedersen KE, et al. Regression of coronary atherosclerosis by simvastatin: a serial intravascular ultrasound study. Circu-

lation, 2004, 110 (3): 265-270.
5. von Birgelen C, Hartmann M, Mintz GS, et al. Relationship between cardiovascular risk as predicted by established risk scores versus plaque progression as measured by serial intravascular ultrasound in left main coronary arteries. Circulation, 2004, 110 (12): 1579-1585.
6. Nissen SE, Tuzcu EM, Schoenhagen P, et al. Effect of intensive compared with moderate lipid-lowering therapy on progression of coronary atherosclerosis: a randomized controlled trial. JAMA, 2004, 291 (9): 1071-1080.
7. Okazaki S, Yokoyama T, Miyauchi K, et al. Early statin treatment in patients with acute coronary syndrome: demonstration of the beneficial effect on atherosclerotic lesions by serial volumetric intravascular ultrasound analysis during half a year after coronary event: the ESTABLISH Study. Circulation, 2004, 110 (9): 1061-1068.
8. Nissen SE, Nicholls SJ, Sipahi I, et al. Effect of very high-intensity statin therapy on regression of coronary atherosclerosis: the ASTEROID trial. JAMA, 2006, 295 (13): 1556-1565.
9. Kawasaki M, Sano K, Okubo M, et al. Volumetric quantitative analysis of tissue characteristics of coronary plaques after statin therapy using three-dimensional integrated backscatter intravascular ultrasound. J Am Coll Cardiol, 2005, 45 (12): 1946-1953.
10. Hirayama A, Saito S, Ueda Y, et al. Qualitative and quantitative changes in coronary plaque associated with atorvastatin therapy. Circ J, 2009, 73 (4): 718-725.